DIÄT SUPER STOFFWECHSEL 2025

110 Neue Rezepte Entdecken Sie das Geheimnis eines aktiven und lebendigen Lebens und erreichen Sie Ihre Gewichtsziele mit der neuen Grenze der Gesundheit

KLARLOCK

HAFTUNGSAUSSCHLUSS

Ziel dieses Buches ist es, nützliches und informatives Material zu den in der Veröffentlichung behandelten Themen bereitzustellen. Der Verkauf erfolgt unter der Voraussetzung, dass der Autor und der Herausgeber keine persönlichen medizinischen, gesundheitlichen oder anderen professionellen Dienstleistungen im Zusammenhang mit dem Buch erbringen. Der Leser sollte seinen Arzt, Gesundheitsdienstleister oder eine andere kompetente Fachkraft konsultieren, bevor er die Vorschläge in diesem Buch übernimmt oder Schlussfolgerungen zieht. Der Autor und der Herausgeber lehnen ausdrücklich jegliche Haftung, Verluste oder Risiken persönlicher oder sonstiger Art ab, die sich direkt oder indirekt aus der Nutzung und Anwendung der Inhalte dieses Buches ergeben.

NOTIZ

Alle Rezepte in diesem Buch sind für vier Personen konzipiert. Bei dieser Menge müssen die in den Rezepten angegebenen Zutaten berücksichtigt werden. Wenn Sie die Portion ändern müssen, empfiehlt es sich, die Dosierung der Zutaten proportional anzupassen. Es wird außerdem empfohlen, die Zubereitungs- und Kochanweisungen sorgfältig zu befolgen, um das beste Ergebnis zu erzielen. Wenn wir in diesem Buch von einer „Tasse" als Maßeinheit für Zutaten sprechen, meinen wir die Verwendung einer normalen Küchentasse mit einem Fassungsvermögen von etwa 2 Millilitern. Um die richtigen Mengen an Zutaten zu erhalten, ist es wichtig, einen Messbecher zu verwenden. Wenn Sie keinen Messbecher haben, können Sie einen Messbecher mit Skala verwenden und dabei darauf achten, dass die angegebenen Proportionen korrekt eingehalten werden. Hier sind einige Beispiele: 1 Tasse Mehl 100 gr. 1 Tasse Reis 200 gr. 1 Tasse Quinoa 200 gr

SUPER LEBENSMITTEL ZUR STIMULIERUNG DES STOFFWECHSELS

ESSENPLANUNGSSTRATEGIEN FÜR DEN SUPER STOFFWECHSEL

INTEGRIEREN SIE KÖRPERLICHES TRAINING IN IHREN LEBENSSTIL, DER MIT EINEM SUPER STOFFWECHSEL VERBUNDEN IST

STRESSBEWÄLTIGUNGSTECHNIKEN ZUR OPTIMIERUNG DES STOFFWECHSELS

SCHLAF UND SEINE AUSWIRKUNGEN AUF DIE STOFFWECHSELGESUNDHEIT

REZEPTE ERSTEN GÄNGE

REZEPTE ZWEITEN GÄNGE

NEBENREZEPTE

EINFÜHRUNG IN DIE SUPER STOFFWECHSEL-DIÄT

Willkommen bei der Super Stoffwechsel Diät, einem innovativen und wissenschaftlich fundierten Ansatz zur Optimierung Ihrer Stoffwechselgesundheit und zum Erreichen Ihres Idealgewichts auf gesunde und nachhaltige Weise. In einer Zeit, in der Fettleibigkeit und ernährungsbedingte Krankheiten immer häufiger auftreten, ist es wichtig, wirksame Strategien zur Verbesserung unseres Stoffwechsels und zur Förderung des allgemeinen Wohlbefindens anzuwenden. Aber was genau ist Stoffwechsel und warum ist er so wichtig? Der Stoffwechsel stellt eine Reihe biochemischer Prozesse dar, die in unserem Körper ablaufen, um die Nahrung, die wir zu uns nehmen, in Energie umzuwandeln. Es ist für die Regulierung des Körpergewichts und des Blutzuckers verantwortlich und beeinflusst unsere Fähigkeit, den ganzen Tag über Kalorien zu verbrennen.

Ein effizienter Stoffwechsel ist für die Aufrechterhaltung eines gesunden Gewichts und die Vorbeugung vieler chronischer Krankheiten unerlässlich. Allerdings ist der Stoffwechsel kein statisches Merkmal unseres Körpers; Sie kann durch eine Reihe von Faktoren beeinflusst werden, darunter unsere Ernährung, unser Lebensstil, körperliche Aktivität, Stress und Schlafqualität. Die Super-Metabolismus-Diät zielt darauf ab, all diese Elemente zu optimieren, um die Effizienz Ihres Stoffwechsels zu maximieren und eine optimale Gesundheit zu fördern. Dieses Buch führt Sie durch die Grundprinzipien der Super-Metabolismus-Diät und gibt Ihnen einen umfassenden Überblick über die Ernährungs-, Lebensstil- und Trainingsstrategien, die darauf abzielen, Ihren Stoffwechsel anzukurbeln und Ihre Gesundheits- und Fitnessziele zu erreichen. Wir erforschen die Wissenschaft hinter dem

Stoffwechsel, identifizieren Lebensmittel, die die Kalorienverbrennung anregen, und diskutieren Best Practices dafür Essensplanung und Zubereitung nahrhafter und köstlicher Rezepte. Darüber hinaus untersuchen wir die Bedeutung regelmäßiger Bewegung, Stressbewältigung und gutem Schlaf für die Aufrechterhaltung eines optimalen Stoffwechsels und die Förderung des allgemeinen Wohlbefindens. Unabhängig von Ihrem aktuellen Gesundheitszustand oder Fitnessziel kann die Diät Super Metabolism individuell auf Sie zugeschnitten werden Bedürfnisse und ermöglicht es Ihnen, einen individuellen Weg zum Erfolg einzuschlagen. Sind Sie bereit, Ihre Reise zu einem aufgeladenen Stoffwechsel und einem gesünderen, energiegeladeneren Leben zu beginnen? Dann machen Sie sich bereit, Ihren Körper und Ihre Gesundheit mit der Super-Metabolismus-Diät zu verändern.

WAS IST DIE SUPER STOFFWECHSEL-DIÄT

Die Super-Metabolismus-Diät ist ein Ernährungsansatz, der darauf abzielt, den Stoffwechsel zu optimieren und den Gewichtsverlust auf gesunde und nachhaltige Weise zu fördern. Es basiert auf der Idee, dass der Stoffwechsel durch gezielte Lebensmittelauswahl, Lebensmittelkombinationen und gut strukturierte Ernährungspläne beschleunigt werden kann. Zu den Hauptmerkmalen der Super-Metabolismus-Diät gehören: 1. Super-metabolische Lebensmittel: Die Diät konzentriert sich auf die Aufnahme von Lebensmitteln, die bekanntermaßen den Stoffwechsel und die Kalorienverbrennung unterstützen, wie z. B. ballaststoffreiches Obst und Gemüse, mageres Eiweiß, Vollkornprodukte und gesunde Fette. 2. Essensplanung: Die Diät beinhaltet einen Essensplan, der die Kalorienzufuhr ausgewogen über den Tag verteilt und mit regelmäßigen Mahlzeiten und Snacks den Stoffwechsel aktiv hält. 3. Makronährstoffrotation: Ein Schlüsselelement der Super-Metabolismus-Diät ist die Makronährstoffrotation, bei der Kohlenhydrate, Proteine und Fette zu verschiedenen Mahlzeiten und Wochentagen variiert werden, um den Stoffwechsel anzuregen und eine Stoffwechselanpassung zu verhindern. 4. Ausschluss von verarbeiteten und zuckerhaltigen Lebensmitteln: Die Diät fördert die Vermeidung stark verarbeiteter Lebensmittel, die reich an zugesetztem Zucker und gesättigten Fetten sind, und konzentriert sich stattdessen auf vollwertige, nährstoffreiche Lebensmittel. 5. Ausreichende Flüssigkeitszufuhr: Ein weiterer wichtiger Bestandteil der Super-Metabolismus-Diät ist die Förderung einer ausreichenden Flüssigkeitszufuhr, indem der Konsum von Wasser und ungesüßten

Getränken gefördert wird, um den Körper mit Feuchtigkeit zu versorgen und den Stoffwechsel zu unterstützen. 6. Körperliche Bewegung: Zusätzlich zur Ernährung schlägt die Diät auch die Integration regelmäßiger körperlicher Aktivität vor, um den Stoffwechsel zu optimieren und die Gewichtsabnahme zu fördern. Die Super-Metabolismus-Diät zielt darauf ab, die allgemeine Stoffwechselgesundheit zu verbessern, indem sie Entzündungen reduziert, den Blutzuckerspiegel stabilisiert und die Energie erhöht. Wichtig ist, dass die Diät keine extremen Einschränkungen oder ungesunden Essgewohnheiten fördert, sondern vielmehr die Bedeutung bewusster und langfristig nachhaltiger Lebensmittelentscheidungen betont.

VORTEILE DER DIÄT

Die Super-Metabolismus-Diät bietet eine Reihe von Vorteilen für Gesundheit und Wohlbefinden, darunter: 1. Erhöhter Stoffwechsel: Einer der Hauptvorteile der Diät ist der gesteigerte Stoffwechsel. Es fördert eine höhere Stoffwechseleffizienz, stimuliert die Kalorienverbrennung und erleichtert die Gewichtsabnahme. 2. Gewichtsverlust: Die Super Metabolism-Diät soll den Gewichtsverlust auf gesunde und nachhaltige Weise fördern. Durch die Konzentration auf nährstoffreiche Lebensmittel und Strategien zur Essensplanung trägt es dazu bei, überschüssiges Körperfett zu reduzieren und die Körperzusammensetzung zu verbessern. 3. Stabilisieren Sie den Blutzuckerspiegel: Durch die Reduzierung des Verzehrs von zugesetztem Zucker und stark verarbeiteten Lebensmitteln trägt die Diät dazu bei, den Blutzuckerspiegel zu stabilisieren und plötzliche Spitzen und Abfälle zu verhindern, die zu übermäßigem Hunger und ungesunden Heißhungerattacken führen können. 4. Erhöhte Energie: Durch die Kombination nahrhafter Lebensmittel und die Aufrechterhaltung eines stabilen Blutzuckerspiegels kann die Super-Metabolismus-Diät das Energieniveau steigern und die körperliche und geistige Ausdauer den ganzen Tag über verbessern. 5. Bessere Appetitkontrolle: Durch den Verzehr regelmäßiger Mahlzeiten und Snacks, die reich an Ballaststoffen, Proteinen und gesunden Fetten sind, kann die Ernährung dabei helfen, den Appetit zu kontrollieren und übermäßiges Verlangen zu reduzieren, was ein größeres Sättigungsgefühl fördert. 6. Förderung der Herz-Kreislauf-Gesundheit: Die mit der Super-Metabolismus-Diät verbundene Verringerung von Entzündungen und Stabilisierung des Blutzuckerspiegels kann dazu beitragen, die Herz-Kreislauf-Gesundheit zu verbessern und das Risiko von Herzerkrankungen und Schlaganfällen zu verringern.

7. Verbesserte Schlafqualität: Auch eine ausgewogene und gesunde Ernährung kann die Schlafqualität positiv beeinflussen. Durch die Reduzierung des Verzehrs von zucker- und koffeinreichen Lebensmitteln und die Förderung einer ausreichenden Flüssigkeitszufuhr kann die Ernährung einen erholsameren und erholsameren Nachtschlaf fördern. 8. Förderung der allgemeinen Gesundheit: Schließlich fördert die Super-Metabolismus-Diät die allgemeine Gesundheit und das Wohlbefinden durch die Übernahme von Essgewohnheiten und einem gesunden Lebensstil. Es fördert eine optimale Ernährung, regelmäßige Bewegung und Stressbewältigung und trägt so dazu bei, Körper und Geist langfristig gesund zu halten. Zusammenfassend bietet die Super-Metabolismus-Diät eine Reihe greifbarer Vorteile für diejenigen, die ihre Stoffwechselgesundheit verbessern, auf gesunde und nachhaltige Weise abnehmen und das allgemeine Wohlbefinden fördern möchten.

STOFFWECHSEL VERSTEHEN

Der Stoffwechsel ist einer der grundlegendsten Prozesse in unserem Körper. Er ist dafür verantwortlich, die Nahrung, die wir zu uns nehmen, in Energie umzuwandeln, die wir für unsere täglichen Aktivitäten nutzen können. Dieses komplexe biochemische System umfasst eine Reihe chemischer Reaktionen, die in unseren Zellen ablaufen und die Art und Weise beeinflussen, wie unser Körper Energie nutzt und spart. Es gibt zwei Hauptkomponenten des Stoffwechsels: 1.Katabolismus: Bei diesem Prozess werden komplexe Nahrungsmoleküle in einfachere Moleküle zerlegt und dabei Energie freigesetzt. Beispielsweise werden bei der Verdauung Proteine in Aminosäuren, Kohlenhydrate in Zucker und Fette in Fettsäuren und Glycerin zerlegt.

2. Anabolismus: Dieser Prozess beinhaltet die Synthese komplexer Moleküle aus einfacheren Molekülen, was Energie erfordert. Beispielsweise nutzen Zellen während des Gewebewachstums und der Gewebereparatur Nährstoffmoleküle, um neue Proteine, Kohlenhydrate und Fette zu erzeugen. Der Grundumsatz stellt die Menge an Energie dar, die benötigt wird, um im Ruhezustand die lebenswichtigen Funktionen des Körpers wie Atmung, Durchblutung und Körpertemperatur aufrechtzuerhalten. Dieser konstante Energieverbrauch macht den Großteil der im Laufe des Tages verbrannten Kalorien aus. Der Stoffwechsel ist jedoch kein statischer Prozess und kann von Person zu Person aufgrund einer Reihe von Faktoren variieren, darunter: Alter: Mit zunehmendem Alter verlangsamt sich der Stoffwechsel tendenziell, was teilweise auf den Verlust von Muskelmasse und andere physiologische Veränderungen zurückzuführen ist. Körperzusammensetzung: Muskeln

verbrennen mehr Kalorien als Fett, daher haben Menschen mit größerer Muskelmasse tendenziell einen schnelleren Stoffwechsel. Genetik: Genetische Veranlagungen können den Stoffwechsel und die Fähigkeit des Körpers, Kalorien zu verbrennen, beeinflussen. Körperliche Aktivität: Regelmäßige Bewegung kann Ihren Stoffwechsel ankurbeln und die Effizienz Ihres Körpers bei der Energienutzung verbessern. Ernährung: Einige Lebensmittel und Nährstoffe können Ihren Stoffwechsel beeinflussen, zum Beispiel benötigen Proteine mehr Energie für die Verdauung als Kohlenhydrate und Fette. Das Verständnis Ihres Stoffwechsels ist entscheidend für die Einführung wirksamer Strategien zur Gewichtskontrolle und die Förderung der allgemeinen Gesundheit. In den nächsten Abschnitten werden wir untersuchen, wie die Supermetabolismus-Diät die Funktion unseres Stoffwechsels optimieren kann, sodass wir unsere Gesundheits- und Fitnessziele auf gesunde und nachhaltige Weise erreichen können.

DIE REGELN DER SUPER STOFFWECHSEL-DIÄT: WAS ZU TUN IST UND WAS NICHT

Bei der Supermetabolism-Diät handelt es sich um ein Ernährungsprogramm, das die Beschleunigung des Stoffwechsels und die Fettverbrennung durch einen speziellen Ernährungsplan und ein Trainingsprogramm beinhaltet.

Hier sind die wichtigsten Regeln der Diät:

Was zu tun:

Essen Sie 5 Mahlzeiten am Tag: Die Diät beinhaltet die Aufteilung Ihrer täglichen Kalorienaufnahme in 5 kleine Mahlzeiten, um Ihren Stoffwechsel aktiv zu halten und den Hunger zu reduzieren. Nehmen Sie zu jeder Mahlzeit Protein zu sich: Protein ist für den Aufbau und Erhalt von Muskelmasse unerlässlich, was wiederum dazu beiträgt, dass Sie mehr Kalorien verbrennen.

Wählen Sie Vollwertkost: Bevorzugen Sie

Obst, Gemüse, Vollkornprodukte und Hülsenfrüchte, die reich an Nähr- und Ballaststoffen sind. Begrenzen Sie gesättigte Fette und Transfette: Diese Fette kommen hauptsächlich in rotem Fleisch, Vollmilchprodukten und verarbeiteten Lebensmitteln vor. Vermeiden Sie zugesetzten Zucker: Zugesetzter Zucker ist in vielen verarbeiteten Lebensmitteln, zuckerhaltigen Getränken und Süßigkeiten enthalten. Trinken Sie viel Wasser: Trinkwasser hilft Ihnen, hydriert zu bleiben und sich satt zu fühlen. Treiben Sie regelmäßig Sport: Sport ist wichtig, um Kalorien zu verbrennen und Muskelmasse aufzubauen. Die Diät schlägt vor, an den meisten Tagen der Woche mindestens 30 Minuten mäßige körperliche Aktivität auszuüben.

Was Sie nicht tun sollten:

Mahlzeiten auslassen: Das Auslassen von Mahlzeiten kann Ihren Stoffwechsel verlangsamen und zu erhöhtem Hunger und Essattacken führen. Verarbeitete

Lebensmittel essen: Verarbeitete Lebensmittel sind oft reich an Kalorien, gesättigten Fettsäuren, Natrium und zugesetztem Zucker und haben wenig Nährstoffe. Alkohol trinken: Alkohol ist kalorienreich und kann Sie dehydrieren. Zu wenig Schlaf: Schlafmangel kann Ihren Stoffwechsel verlangsamen und Ihren Appetit steigern. Es ist wichtig zu beachten, dass die Supermetabolism-Diät nicht für jeden geeignet ist. Bevor Sie mit einem neuen Ernährungsplan beginnen, ist es wichtig, einen Arzt oder Ernährungsberater zu konsultieren, um sicherzustellen, dass dieser sicher und wirksam für Ihre individuellen Bedürfnisse ist. Darüber hinaus ist es wichtig, sich daran zu erinnern, dass die Gewichtsabnahme ein schrittweiser und nachhaltiger Prozess sein sollte. Die Supermetabolism-Diät verspricht einen schnellen Gewichtsverlust, aber es ist wichtig, realistisch zu sein und sich auf langfristige, gesunde Änderungen des Lebensstils zu konzentrieren.

DIE WISSENSCHAFT HINTER DEM VERBESSERTEN STOFFWECHSEL

Der Stoffwechsel ist einer der komplexesten und wichtigsten Prozesse unseres Körpers und hat direkten Einfluss auf unsere Fähigkeit, Kalorien zu verbrennen, ein gesundes Gewicht zu halten und die allgemeine Gesundheit zu fördern. Die Wissenschaft hinter dem verbesserten Stoffwechsel basiert auf einer Reihe physiologischer und biochemischer Prinzipien, die bestimmen, wie unser Körper die Energie aus der Nahrung, die wir zu uns nehmen, verarbeitet und nutzt. Hier sind einige Schlüsselkonzepte, die der Wissenschaft des verbesserten Stoffwechsels zugrunde liegen: 1. Thermogenese: Dieser Begriff bezieht sich auf die Produktion von Wärme im Körper als Ergebnis der Verdauung und des Stoffwechsels von Nahrungsmitteln. Einige Lebensmittel, wie zum Beispiel Proteine, benötigen zur

Verdauung und Verstoffwechselung mehr Energie als Kohlenhydrate und Fette und tragen so zu einer vorübergehenden Steigerung des Stoffwechsels bei. 2. Thermische Wirkung von Lebensmitteln (TEF): TEF stellt die Energiemenge dar, die benötigt wird, um die in der von uns verzehrten Nahrung enthaltenen Nährstoffe zu verdauen, zu absorbieren und zu verstoffwechseln. Proteine haben den höchsten TEF, gefolgt von Kohlenhydraten und Fetten. Die Aufnahme einer ausreichenden Proteinmenge in Ihre Ernährung kann daher Ihren Stoffwechsel durch TEF steigern. 3. Grundumsatz: Dies stellt die Menge an Energie dar, die benötigt wird, um die lebenswichtigen Funktionen des Körpers im Ruhezustand zu unterstützen. Faktoren wie Muskelmasse, Alter und Geschlecht beeinflussen den Grundumsatz eines Menschen. Der Aufbau von Muskelmasse und die Aufrechterhaltung eines aktiven Lebensstils können zu einem höheren Grundumsatz beitragen. 4. Körperliche Aktivität: Regelmäßige

Bewegung verbrennt nicht nur Kalorien während der Aktivität selbst, sondern kann auch Ihren Ruhestoffwechsel steigern. Krafttraining beispielsweise kann die Muskelmasse steigern und den Stoffwechsel langfristig ankurbeln. 5. Hormonregulierung: Hormone wie Insulin, Cortisol, Glucagon und Katecholamine spielen eine grundlegende Rolle bei der Regulierung von Stoffwechsel, Hunger und Sättigung. Ein optimaler Hormonhaushalt kann einen gesunden und effizienten Stoffwechsel fördern. Die Supermetabolismus-Diät baut auf dieser wissenschaftlichen Grundlage auf, um einen Ernährungsansatz zu entwickeln, der den Stoffwechsel anregt, die Gewichtsabnahme fördert und die allgemeine Gesundheit fördert. Durch die Einbeziehung proteinreicher Lebensmittel, ausgewogener Essensplanung, regelmäßiger Bewegung und Stressbewältigung können wir die Funktion unseres Stoffwechsels optimieren und unsere Wellnessziele erreichen.

BEWERTEN SIE IHRE AKTUELLE STOFFWECHSEL GESUNDHEIT

Bevor Sie eine wesentliche Änderung Ihrer Ernährung oder Ihres Lebensstils vornehmen, ist es wichtig, Ihre aktuelle Stoffwechselgesundheit zu bewerten, um besser zu verstehen, wo Sie stehen und in welchen Bereichen möglicherweise ein Eingriff erforderlich ist. Hier sind einige Möglichkeiten, Ihre aktuelle Stoffwechselgesundheit zu beurteilen: 1. Blutuntersuchungen: Blutuntersuchungen können wertvolle Informationen über Ihre Stoffwechselgesundheit liefern. Zu den gängigen Tests gehören der Nüchternblutzucker zur Beurteilung der Glukosekontrolle, das Lipidprofil zur Messung des Cholesterin- und Triglyceridspiegels sowie glykiertes Hämoglobin (A1C) zur Beurteilung der langfristigen Glukosekontrolle. 2. Blutdruckmessung: Erhöhter Blutdruck ist ein Risikofaktor für viele chronische Krankheiten, darunter Herzerkrankungen und Diabetes. Die regelmäßige Messung Ihres Blutdrucks kann Ihnen dabei helfen, Ihre allgemeine Stoffwechselgesundheit zu überwachen. 3. Taillenumfang und BMI messen: Taillenumfang und BMI (Body-Mass-Index) sind häufige Indikatoren für Fettleibigkeit und Übergewicht, die sich negativ auf die Stoffwechselgesundheit auswirken können. Die Messung Ihres Taillenumfangs und die Berechnung Ihres BMI können eine allgemeine Einschätzung Ihrer Stoffwechselgesundheit liefern. 4. Bewertung des Lebensstils: Untersuchen Sie sorgfältig Ihren aktuellen Lebensstil, einschließlich Ihrer Essgewohnheiten, Ihrer körperlichen Aktivität, Ihrer Schlafgewohnheiten und Ihres Stressniveaus. Identifizieren Sie alle Bereiche, in denen Sie Verbesserungen vornehmen können, um Ihre Stoffwechselgesundheit zu optimieren. 5. Medizinische Beratung: Wenn Sie

Bedenken hinsichtlich Ihrer Stoffwechselgesundheit haben oder eine wesentliche Änderung Ihrer Ernährung oder Ihres Lebensstils in Betracht ziehen, ist es ratsam, Ihren Arzt oder eine medizinische Fachkraft zu konsultieren. Sie können Ihnen dabei helfen, Ihre individuellen Risiken einzuschätzen, individuelle Ratschläge zu geben und Sie bei der Planung eines Weges zu einer besseren Stoffwechselgesundheit zu unterstützen. Sobald Sie Ihre aktuelle Stoffwechselgesundheit beurteilt haben, können Sie die Aspekte identifizieren, die Ihrer Aufmerksamkeit bedürfen, und einen gezielten Aktionsplan entwickeln, um Ihre allgemeine Gesundheit zu verbessern und Ihren Stoffwechsel zu optimieren. In den nächsten Abschnitten beschäftigen wir uns mit praktischen Strategien und Tipps für die Umsetzung positiver Veränderungen in Ihrer Ernährung und Ihrem Lebensstil, um Ihre langfristigen Gesundheits- und Wellnessziele zu erreichen.

SUPER LEBENSMITTEL ZUR STIMULIERUNG DES STOFFWECHSELS

Ein wichtiger Bestandteil der Super-Metabolismus-Diät ist die Einbeziehung von Superfoods, die Ihren Stoffwechsel ankurbeln und Ihnen dabei helfen, Ihre Gesundheits- und Fitnessziele zu erreichen. Diese Lebensmittel sind reich an essentiellen Nährstoffen, Antioxidantien und bioaktiven Substanzen, die Ihren Stoffwechsel unterstützen und Ihre allgemeine Gesundheit verbessern können. Hier sind einige Superfoods, die Sie in Ihre Ernährung aufnehmen sollten: 1. Mageres Protein: Magere Proteine wie Huhn, Pute, Fisch, Eier und fettarme Milchprodukte benötigen mehr Energie zur Verdauung und Verstoffwechselung als Kohlenhydrate und Fette. Der Verzehr einer ausreichenden Menge Protein kann dabei helfen, die Muskelmasse zu erhalten, den Stoffwechsel anzukurbeln und das Sättigungsgefühl zu fördern.

2. Dunkles Blattgemüse: Grünes Gemüse wie Spinat, Grünkohl, Mangold und Rucola ist reich an Ballaststoffen, Vitaminen, Mineralien und Antioxidantien, die den Stoffwechsel und die allgemeine Gesundheit unterstützen. Dunkles Blattgemüse ist außerdem relativ kalorienarm und daher eine gute Wahl für die Aufrechterhaltung eines gesunden Körpergewichts. 3. Beeren: Erdbeeren, Blaubeeren, Himbeeren und andere Beeren sind reich an Antioxidantien, darunter Polyphenole und Anthocyane, die bei der Bekämpfung von Entzündungen helfen und die Stoffwechselgesundheit unterstützen können. Außerdem enthalten sie relativ wenig Zucker und Kalorien, was sie zu einem gesunden und nahrhaften Snack macht. 4. Chilischoten und Gewürze: Chilischoten und andere Gewürze wie schwarzer Pfeffer, Ingwer, Kurkuma und Zimt enthalten bioaktive Verbindungen, die Ihren Stoffwechsel vorübergehend ankurbeln und die Fettverbrennung unterstützen können. Fügen Sie Ihren

Mahlzeiten eine Prise Gewürze hinzu, um Ihren Stoffwechsel anzukurbeln. 5. Hülsenfrüchte: Hülsenfrüchte wie Bohnen, Linsen und Kichererbsen sind reich an Ballaststoffen, Proteinen und komplexen Kohlenhydraten, die das Sättigungsgefühl fördern und den Blutzuckerspiegel regulieren. Der regelmäßige Verzehr von Hülsenfrüchten kann dazu beitragen, Ihr Energieniveau stabil zu halten und Ihren Stoffwechsel zu unterstützen. 6. Grüner Tee: Grüner Tee ist reich an Katechinen, Antioxidantien, die den Stoffwechsel ankurbeln und die Fettverbrennung fördern können. Ersetzen Sie zuckerhaltige Getränke durch eine Tasse grünen Tee, um dessen Stoffwechselvorteile zu genießen. Wenn Sie eine Vielzahl dieser Superfoods in Ihre tägliche Ernährung aufnehmen, können Sie Ihren Körper mit den Nährstoffen versorgen, die er benötigt, um einen gesunden Stoffwechsel zu unterstützen und Ihre allgemeine Gesundheit zu optimieren.

ESSENSPLANUNGSSTRATEGIEN FÜR DEN SUPER STOFFWECHSEL

Die Essensplanung ist ein Schlüsselelement der Super-Metabolismus-Diät und ermöglicht es Ihnen, Ihren Körper mit den Nährstoffen zu versorgen, die er benötigt, um einen gesunden Stoffwechsel zu unterstützen und Ihre allgemeine Gesundheit zu optimieren. Hier sind einige praktische Strategien für die Planung ausgewogener Mahlzeiten, die einen super Stoffwechsel fördern: 1. Nehmen Sie Protein in jede Mahlzeit auf: Protein ist für die Unterstützung der Muskelmasse und die Beschleunigung des Stoffwechsels unerlässlich. Stellen Sie sicher, dass Sie in jede Mahlzeit magere Proteinquellen wie Huhn, Fisch, Tofu, Hülsenfrüchte und fettarme Milchprodukte einbauen. 2. Priorisieren Sie komplexe Kohlenhydrate: Wählen Sie komplexe Kohlenhydrate wie Quinoa, brauner Reis, Süßkartoffeln und

Vollkornprodukte anstelle von raffinierten Kohlenhydraten. 3. Gesunde Fette einbeziehen: Gesunde Fette, wie sie in Avocados, Nüssen, Samen, Olivenöl und fettem Fisch enthalten sind, sind für die Gesundheit des Stoffwechsels und das allgemeine Wohlbefinden unerlässlich. Fügen Sie jeder Mahlzeit eine Quelle gesunder Fette hinzu, um das Sättigungsgefühl zu fördern und lebenswichtige Körperfunktionen zu unterstützen. 4. Essen Sie nahrhafte Snacks: Nahrhafte Snacks können dazu beitragen, Ihren Stoffwechsel aktiv zu halten und übermäßigem Hunger zwischen den Mahlzeiten vorzubeugen. Entscheiden Sie sich für protein- und ballaststoffreiche Snacks wie griechischen Joghurt mit frischem Obst, rohes Gemüse mit Hummus oder eine Handvoll Nüsse und Samen. 5. Portionen ausbalancieren: Achten Sie auf die Portionsgrößen, um einen Kalorienüberschuss zu vermeiden. Verwenden Sie kleinere Teller, messen Sie die Portionen ab und achten Sie auf die

Sättigungssignale Ihres Körpers, um übermäßiges Essen zu vermeiden. 6. Planen Sie im Voraus: Nehmen Sie sich Zeit für die Planung von Mahlzeiten und die Zubereitung von Speisen im Voraus. Erstellen Sie ein wöchentliches Menü, kaufen Sie die notwendigen Zutaten ein und bereiten Sie Mahlzeiten für die Woche in mehreren Portionen zu. Dies wird Ihnen helfen, Stress abzubauen und die ganze Woche über gesündere Ernährungsentscheidungen zu treffen. 7. Trinken Sie viel Wasser: Die Flüssigkeitszufuhr Ihres Körpers ist für einen gesunden Stoffwechsel unerlässlich. Trinken Sie tagsüber viel Wasser und begrenzen Sie den Konsum von zucker- und kalorienhaltigen Getränken. 8. Flexibilität und Abwechslung: Bleiben Sie bei Ihrer Ernährung flexibel und experimentieren Sie mit einer Vielzahl nahrhafter Lebensmittel. Haben Sie keine Angst, neue Rezepte und gesunde Lebensmittel auszuprobieren, die Ihnen gefallen. Indem Sie diese Strategien zur Essensplanung befolgen, können Sie eine ausgewogene, nachhaltige Ernährung

INTEGRIEREN SIE KÖRPERLICHES TRAINING IN IHREN LEBENSSTIL, DER MIT EINEM SUPER STOFFWECHSEL VERBUNDEN IST

Die Integration von Bewegung in Ihren Supermetabolismus-Lebensstil ist für die Optimierung Ihres Stoffwechsels, die Verbesserung Ihrer Fitness und die Förderung des allgemeinen Wohlbefindens von entscheidender Bedeutung. Hier sind einige Möglichkeiten, körperliche Aktivität in Ihren Alltag zu integrieren: 1. Wählen Sie Aktivitäten aus, die Ihnen Spaß machen: Finden Sie körperliche Aktivitäten, die Ihnen Spaß machen und für die Sie eine Leidenschaft haben. Sie können sich für Spaziergänge im Freien, Laufen, Schwimmen, Yoga, Gewichtheben, Tanzen oder Mannschaftssportarten entscheiden. Wenn Sie Aktivitäten auswählen, die Ihnen Spaß machen, ist es wahrscheinlicher, dass Sie sich regelmäßig daran beteiligen.

2. Machen Sie Bewegung zur Priorität: Planen Sie Bewegung als integralen Bestandteil Ihres Tages ein. Finden Sie eine Zeit, die für Sie am besten passt, sei es am frühen Morgen, in der Mittagspause oder am Abend. Markieren Sie Trainingseinheiten in Ihrem Kalender und behandeln Sie sie als nicht verhandelbare Termine. 3. Seien Sie konsequent: Konsistenz ist der Schlüssel zum Erreichen langfristiger Ergebnisse. Versuchen Sie, mindestens fünf Tage pro Woche Sport zu treiben, auch wenn es nur kurze Trainingseinheiten sind. Schon kleine Steigerungen der körperlichen Aktivität können langfristig einen Unterschied machen. 4. Variieren Sie Ihre Routine: Wechseln Sie zwischen verschiedenen Trainingsformen, um Langeweile vorzubeugen und Verletzungen durch Überlastung vorzubeugen. Halten Sie Ihr Trainingsprogramm abwechslungsreich und interessant, indem Sie eine Kombination aus Herz-Kreislauf-, Widerstands-, Flexibilitäts- und Gleichgewichtsübungen einbauen. 5. Bewegen Sie sich tagsüber mehr: Versuchen

Sie, den ganzen Tag über aktiver zu sein, auch außerhalb Ihrer geplanten Trainingseinheiten. Parken Sie weiter weg, nehmen Sie die Treppe statt den Aufzug, machen Sie während der Arbeit aktive Pausen und versuchen Sie, sich so viel wie möglich zu bewegen. 6. Finden Sie einen Trainingspartner: Einen Freund, ein Familienmitglied oder einen Kollegen zum Training zu finden, kann motivierend sein und Spaß machen. Das Training mit einem Partner kann Ihnen helfen, Verantwortung zu übernehmen und Ihre Motivation hoch zu halten. 7. Hören Sie auf Ihren Körper: Respektieren Sie die Signale Ihres Körpers und gehen Sie nicht über Ihre Grenzen hinaus. Wenn Sie während des Trainings Schmerzen oder Unwohlsein verspüren, unterbrechen Sie das Training und konsultieren Sie einen Arzt. 8. Feiern Sie Ihre Erfolge: Erkennen Sie Ihre Fortschritte an und feiern Sie Ihre Erfolge, auch die kleinen. Führen Sie ein Trainingstagebuch, um Ihre Fortschritte im Laufe der Zeit zu verfolgen und es als Motivationsquelle

STRESSBEWÄLTIGUNGSTECHNIKEN ZUR OPTIMIERUNG DES STOFFWECHSELS

Stressbewältigung ist entscheidend für die Optimierung Ihres Stoffwechsels und die Verbesserung des allgemeinen Wohlbefindens. Chronischer Stress kann den Stoffwechsel negativ beeinflussen, den Cortisolspiegel erhöhen und die Hormonregulation beeinträchtigen. Hier sind einige Stressbewältigungstechniken, die Ihnen dabei helfen können, einen super Stoffwechsel zu unterstützen: 1. Meditation und Achtsamkeit: Meditation und Achtsamkeit sind Praktiken, die Ihnen helfen können, Stress abzubauen, den Geist zu beruhigen und die Entspannung zu fördern. Nehmen Sie sich täglich ein paar Minuten Zeit für die Meditation und konzentrieren Sie sich dabei auf Ihre Atmung und die im gegenwärtigen Moment vorhandenen Empfindungen. 2. Körperliche Bewegung: Regelmäßige körperliche Aktivität ist ein wirksames Gegenmittel gegen Stress. Finden

Sie eine körperliche Aktivität, die Ihnen Spaß macht und die es Ihnen ermöglicht, angesammelte Spannungen abzubauen. 3. Yoga: Yoga kombiniert körperliche Bewegung, achtsames Atmen und Meditation und bietet eine umfassende Form der Stressbewältigung. Yoga-Übungen können Ihnen helfen, Ihren Körper und Geist zu entspannen, die Flexibilität zu verbessern und Ängste abzubauen. 4. Tiefes Atmen: Tiefes Atmen kann das parasympathische Nervensystem aktivieren und eine Entspannungsreaktion im Körper auslösen. Nehmen Sie sich täglich ein paar Minuten Zeit für tiefe Atemübungen und atmen Sie dabei langsam durch die Nase ein und aus. 5. Freizeitaktivitäten: Nehmen Sie sich Zeit für Aktivitäten, die Ihnen Freude bereiten und es Ihnen ermöglichen, vom Alltag abzuschalten. Pflegen Sie Hobbys wie Lesen, Malen, Musik oder Gartenarbeit, um Stress abzubauen und Ihren Geist zu erneuern. 6. Zeit im Freien: Zeit im Freien inmitten der Natur zu verbringen, kann eine beruhigende Wirkung auf Geist und Körper haben.

Machen Sie Spaziergänge in der Natur, praktizieren Sie Yoga im Freien oder verbringen Sie etwas Zeit Zeit im Garten zur Regeneration und zum Stressabbau. 7. Selbstfürsorge: Kümmern Sie sich durch Selbstfürsorgepraktiken um Ihren Körper und Geist. Nehmen Sie entspannende Bäder mit ätherischen Ölen, hören Sie beruhigende Musik, lesen Sie ein Buch, das Sie lieben, oder gönnen Sie sich eine Massage, um Stress abzubauen und zu regenerieren. 8. Reize begrenzen: Reduzieren Sie die Belastung durch Stressquellen wie negative Nachrichten, Konfliktsituationen oder den übermäßigen Gebrauch elektronischer Geräte. Setzen Sie klare Grenzen für die Zeit, die Sie in sozialen Medien und Nachrichten verbringen, und schaffen Sie ruhige Orte im Alltag. Durch die Integration dieser Stressbewältigungstechniken in Ihren Alltag können Sie einen gesunden Stoffwechsel unterstützen und Ihr allgemeines Wohlbefinden fördern.

SCHLAF UND SEINE AUSWIRKUNGEN AUF DIE STOFFWECHSELGESUNDHEIT

Schlaf spielt eine entscheidende Rolle für die Gesundheit des Stoffwechsels und die Aufrechterhaltung eines gesunden Körpergewichts. So beeinflusst Schlaf die Stoffwechselgesundheit: 1. Leptin ist ein Hormon, das den Appetit unterdrückt, während Ghrelin den Appetit anregt. Schlafentzug kann zu einem Rückgang des Leptinspiegels und einem Anstieg des Ghrelinspiegels führen, was zu gesteigertem Appetit und einer größeren Wahrscheinlichkeit einer übermäßigen Nahrungsaufnahme führt. 2. Blutzuckerkontrolle: Schlaf beeinflusst die Insulinsensitivität und die Blutzuckerregulierung. Schlafmangel kann zu einer verminderten Insulinsensitivität führen und das Risiko einer Insulinresistenz und Typ-2-Diabetes erhöhen. 3. Lipidstoffwechsel: Schlaf beeinflusst auch den Fettstoffwechsel im Körper.

Schlafmangel kann zu erhöhten Blutfettwerten wie Cholesterin und Triglyceriden führen. das Risiko für Herz-Kreislauf-Erkrankungen erhöhen. 4. Entzündung: Schlaf beeinflusst die Entzündungsreaktion des Körpers. Schlafmangel kann zu verstärkten Entzündungen im Körper führen, die mit einer Reihe von Stoffwechselstörungen und chronischen Erkrankungen einhergehen. 5. Gewichtskontrolle: Schlaf beeinflusst die Kontrolle des Körpergewichts. Schlafmangel kann zu einer erhöhten Tendenz zur Ansammlung von Körperfett, insbesondere viszeralem Fett, führen, was mit einem erhöhten Risiko für Fettleibigkeit und Stoffwechselerkrankungen verbunden ist. Um die Stoffwechselgesundheit zu verbessern und ein gesundes Körpergewicht zu fördern, ist es wichtig, dem Schlaf Priorität einzuräumen und sich gute Schlafgewohnheiten anzueignen, darunter: Streben Sie nach Konstanz: Versuchen Sie, jeden Tag zur gleichen Zeit ins Bett zu gehen und aufzustehen, auch an Feiertagen und am

Wochenende. Erstellen Sie eine entspannende Schlafenszeitroutine: Erstellen Sie eine entspannende Schlafenszeitroutine, z. B. ein Buch lesen, Yoga machen oder ein warmes Bad nehmen.Begrenzen Sie die Reize vor dem Schlafengehen: Reduzieren Sie den Kontakt mit elektronischen Geräten wie Smartphones, Computern und Fernsehern vor dem Schlafengehen, da das von diesen Geräten ausgestrahlte blaue Licht den Schlaf beeinträchtigen kann. Schaffen Sie eine angenehme Schlafumgebung: Stellen Sie sicher, dass Ihre Schlafumgebung komfortabel und entspannend ist, mit einer guten Matratze, sauberen Laken und einer kühlen Temperatur. Begrenzen Sie den Koffein- und Alkoholkonsum: Vermeiden Sie den Konsum von Koffein und Alkohol in den Stunden vor dem Schlafengehen, da diese die Qualität Ihres Schlafes beeinträchtigen können. Bleiben Sie tagsüber aktiv: Betätigen Sie sich tagsüber regelmäßig, aber vermeiden Sie es, zu kurz vor dem Schlafengehen zu trainieren, da dies den Schlaf beeinträchtigen kann.

ÜBERWACHEN SIE IHRE FORTSCHRITTE UND PASSEN SIE IHREN ANSATZ AN

Die Verfolgung Ihrer Fortschritte ist entscheidend, um die Wirksamkeit Ihres Supermetabolismus-Ansatzes zu bewerten und gegebenenfalls erforderliche Anpassungen vorzunehmen. Hier sind einige Möglichkeiten, Ihren Fortschritt zu überwachen und Ihren Ansatz anzupassen: 1. Führen Sie ein Ernährungstagebuch: Notieren Sie, was Sie jeden Tag essen und trinken, einschließlich Hauptmahlzeiten, Snacks, Portionen und Kalorien. Das Führen eines Ernährungstagebuchs hilft Ihnen, problematische Essgewohnheiten zu erkennen und Ihre Lebensmittelauswahl bewusster zu gestalten. 2. Messen Sie Ihre körperliche Leistung: Wenn Sie einem Trainingsprogramm folgen, zeichnen Sie Ihre körperliche Leistung auf, z. B. Zeit, Distanz oder Menge des angehobenen Gewichts. Durch die Verfolgung Ihrer

Leistung können Sie Ihre Fortschritte bewerten und die Intensität und Dauer Ihres Trainings nach Bedarf anpassen. 3. Körperliche Veränderungen messen: Verwenden Sie Hilfsmittel wie eine Waage, ein Maßband oder eine Mess-App, um Veränderungen des Körpergewichts, des Taillenumfangs, der Körpermaße und des Körperfettanteils zu verfolgen. Bedenken Sie, dass das Körpergewicht allein Ihren Fortschritt möglicherweise nicht vollständig widerspiegelt. Daher ist es wichtig, auch andere Messungen zu berücksichtigen. 4. Bewerten Sie Ihr Energieniveau und Ihr Wohlbefinden: Achten Sie auf Ihr Energieniveau, Ihre Stimmung und Ihr allgemeines Wohlbefinden. Wenn Sie sich müde, gestresst oder energielos fühlen, müssen Sie möglicherweise Ihre Ernährung, Ihr körperliches Aktivitätsniveau oder Ihre Schlafgewohnheiten überprüfen. 5. Vergleichen Sie Ihre Ziele: Vergleichen Sie regelmäßig Ihren Fortschritt mit den Zielen, die Sie sich ursprünglich gesetzt haben. Überlegen Sie, ob Sie Ihren Zielen näher kommen oder ob Sie Änderungen an Ihrem Plan vornehmen müssen, um diese effektiver zu erreichen. 6. Holen Sie externes Feedback ein: Sprechen Sie mit einem Gesundheitsexperten wie einem Ernährungsberater, einem Personal Trainer oder einem Arzt, um objektives Feedback und eine Bewertung Ihrer Fortschritte zu erhalten. Sie können Ratschläge und Vorschläge basierend auf Ihrer individuellen Situation geben. 7. Seien Sie flexibel und anpassungsfähig: Denken Sie daran, dass der Weg zum Erreichen Ihrer Supermetabolismus-Ziele möglicherweise Anpassungen und Anpassungen erfordert. Seien Sie flexibel in Ihrem Ansatz und offen dafür, neue Strategien auszuprobieren oder Ihren Plan basierend auf Ihren Bedürfnissen und Ergebnissen zu ändern. Durch die regelmäßige Überwachung Ihrer Fortschritte und die Anpassung Ihres Ansatzes an Ihre Bedürfnisse können Sie die Vorteile von Super Metabolism maximieren und Ihre langfristigen Gesundheits- und Wellnessziele erreichen.

HÄUFIGE HERAUSFORDERUNGEN UND STÖRUNGEN ÜBERWINDEN

Die Bewältigung häufiger Herausforderungen und Fallstricke ist ein wesentlicher Bestandteil auf dem Weg zum Supermetabolismus und zum allgemeinen Wohlbefinden. Hier sind einige häufige Herausforderungen und Strategien für den erfolgreichen Umgang mit ihnen: 1. Essensversuchungen: Es kann schwierig sein, Essensversuchen zu widerstehen, insbesondere wenn Sie Genussmitteln oder sozialen Situationen ausgesetzt sind, in denen es um Essen geht. Um diese Herausforderung zu meistern, planen Sie im Voraus und bereiten Sie gesunde, nahrhafte Snacks zu, die Sie auch unterwegs mitnehmen können. Halten Sie außerdem die Portionen unter Kontrolle und probieren Sie Stressbewältigungstechniken wie Meditation oder tiefes Atmen aus, um den Drang, emotional zu essen, zu reduzieren. 2. Verzögerungen bei der Gewichtsabnahme:

Es ist normal, dass es auf dem Weg zum Supermetabolismus Phasen gibt, in denen die Gewichtsabnahme stagniert. Anstatt sich entmutigen zu lassen, richten Sie Ihre Aufmerksamkeit auf Fortschritte, die nichts mit dem Gewicht zu tun haben. wie Verbesserungen der körperlichen Leistungsfähigkeit oder der Körpermaße. Überdenken Sie auch Ihre Ernährung und Ihr Trainingsprogramm, um Bereiche zu identifizieren, in denen Sie Verbesserungen vornehmen können. 3. Mangelnde Motivation: Mangelnde Motivation kann Ihr Engagement für den Supermetabolismus behindern. Um motiviert zu bleiben, setzen Sie sich realistische, sinnvolle Ziele, die Sie inspirieren. Bitten Sie auch Freunde, Familie oder eine Online-Community um Unterstützung, die Ihre Ziele teilen und Ihnen Unterstützung und Ermutigung bieten können. 4. Stress und ein geschäftiger Lebensstil: Stress und ein geschäftiger Lebensstil können es schwierig machen, sich Zeit für Bewegung und die Zubereitung gesunder Mahlzeiten zu nehmen.

Organisieren Sie Ihre Zeit effektiv und identifizieren Sie Prioritäten in Ihrem Leben. Finden Sie Möglichkeiten, körperliche Aktivität in Ihren Alltag zu integrieren, z. B. einen Spaziergang in der Mittagspause oder Übungen zu Hause. Planen Sie Ihre Mahlzeiten außerdem im Voraus und bereiten Sie nahrhafte Lebensmittel zu, die Sie unterwegs essen können. 5. Frustration und Ungeduld: Das Erreichen Ihrer Supermetabolismus-Ziele erfordert Zeit und Mühe. Vermeiden Sie Frustration und Ungeduld, indem Sie sich auf kleine Fortschritte und tägliche Erfolge konzentrieren. Feiern Sie auch Ihre Erfolge, auch die kleinsten, und denken Sie daran, dass jeder Schritt vorwärts Sie Ihren Zielen näher bringt. 6. Gelegentliche Rückfälle: Gelegentliche Rückfälle sind Teil der Reise und sollten Sie nicht entmutigen. Akzeptieren Sie, dass Fehler passieren, und lassen Sie nicht zu, dass ein einzelner Rückfall Ihren gesamten Fortschritt untergräbt.

HÄUFIG GESTELLTE FRAGEN UND FEHLERBEHEBUNG

Hier sind einige häufig gestellte Fragen und Fragen zur Fehlerbehebung im Zusammenhang mit der Super-Metabolismus-Diät: 1. Warum verliere ich kein Gewicht, obwohl ich die Super-Metabolismus-Diät befolge? Es kann mehrere Gründe für diese Situation geben. Es kann sein, dass Sie kein Kaloriendefizit haben, zu viele Kalorien zu sich nehmen, sich nicht ausreichend bewegen, Ihre Diät nicht konsequent einhalten oder gesundheitliche Probleme haben, die sich auf Ihren Stoffwechsel auswirken. Überprüfen Sie unbedingt Ihre Ernährung, überprüfen Sie Ihre Portionen und die Gesamtkalorienaufnahme und bewerten Sie Ihre körperliche Aktivität. Wenn Sie Bedenken hinsichtlich Ihrer Gesundheit haben, wenden Sie sich an einen Arzt. 2. Wie kann ich meinen Stoffwechsel beschleunigen? Sie können Ihren Stoffwechsel durch regelmäßige Bewegung ankurbeln, insbesondere durch Krafttraining, das zum Aufbau und Erhalt von Muskelmasse beiträgt. Sorgen Sie für ausreichend Ruhe und Schlaf und denken Sie darüber nach, stoffwechselanregende Lebensmittel wie mageres Eiweiß, ballaststoffreiche Lebensmittel und Gewürze wie Chilischoten in Ihre Ernährung aufzunehmen. 3. Welche Lebensmittel kann ich während der Super-Metabolismus-Diät essen? Während der Super-Metabolismus-Diät können Sie eine Vielzahl gesunder Lebensmittel zu sich nehmen, darunter mageres Eiweiß wie Huhn, Fisch und Tofu, komplexe Kohlenhydrate wie Quinoa, brauner Reis und Süßkartoffeln, gesunde Fette wie Avocado, Nüsse und Samen usw große Auswahl an Obst und Gemüse. 4. Wie viel Sport sollte ich während der Super-Metabolismus-Diät machen? Ideal ist es, jede Woche mindestens 150 Minuten mäßige körperliche Aktivität oder 75 Minuten intensive körperliche Aktivität durchzuführen und mindestens zweimal pro

Woche Muskelwiderstandsübungen zu machen. Allerdings hängt Ihr körperliches Aktivitätsniveau von Ihren individuellen Bedürfnissen, Gesundheits- und Fitnesszielen ab. 5. Kann ich die Supermetabolismus-Diät durchführen, wenn ich gesundheitliche Probleme habe? Bevor Sie mit einer Diät oder einem Trainingsprogramm beginnen, ist es ratsam, einen Arzt zu konsultieren, insbesondere wenn Sie bereits gesundheitliche Probleme haben oder sich in ärztlicher Behandlung befinden. Ein Arzt kann Ihre Situation beurteilen und Sie entsprechend Ihren individuellen Bedürfnissen entsprechend beraten. Die Beantwortung dieser häufig gestellten Fragen wird Ihnen helfen, die Super-Metabolismus-Diät besser zu verstehen und alle Hindernisse zu überwinden, auf die Sie auf dem Weg stoßen könnten. Wenn Sie weitere Fragen oder Bedenken haben, zögern Sie bitte nicht, einen Arzt zu konsultieren.

SCHLUSSFOLGERUNG: WIR BEREITEN SIE AUF IHRE REISE IN DEN SUPERSTOFFWECHSEL VOR

Am Ende Ihrer Supermetabolismus-Reise ist es wichtig, über Ihre Erfahrungen, Herausforderungen und Erfolge auf dem Weg nachzudenken. Wenn Sie Ihre Supermetabolismus-Reise annehmen, müssen Sie den Wert Ihres Engagements für ein gesünderes, bewussteres Leben erkennen. Während dieser Reise haben Sie gelernt, wie wichtig eine ausgewogene Ernährung ist, die reich an nahrhaften Lebensmitteln ist, die den Stoffwechsel und das allgemeine Wohlbefinden unterstützen. Sie haben neue Strategien erkundet, um Bewegung in Ihren Alltag zu integrieren und so Ihre Fitness und Vitalität zu verbessern. Sind Sie mit häufigen Herausforderungen wie Essensverlockungen, Stress und mangelnder Motivation konfrontiert?

und Sie haben gelernt, sie mit Entschlossenheit, Flexibilität und Geduld zu überwinden. Sie haben die Vorteile von gutem Schlaf und Stressbewältigungspraktiken kennengelernt und die entscheidende Rolle erkannt, die sie für die Stoffwechselgesundheit spielen. Wenn Sie jetzt auf Ihre Supermetabolismus-Reise zurückblicken, können Sie stolz auf die Fortschritte sein, die Sie gemacht haben, und auf die positiven Gewohnheiten, die Sie sich dabei angeeignet haben. Denken Sie daran, dass Ihr Weg zu Gesundheit und Wohlbefinden ein fortlaufender Prozess ist und dass es wichtig ist, langfristig fokussiert und engagiert zu bleiben. Pflegen Sie weiterhin gesunde Lebensgewohnheiten, erkunden Sie neue Möglichkeiten zur Verbesserung Ihrer Gesundheit und feiern Sie Erfolge, auch die kleinen.

Seien Sie in herausfordernden Zeiten freundlich zu sich selbst und denken Sie daran, dass jeder Schritt vorwärts Sie Ihrem Ziel eines Lebens voller Vitalität und Wohlbefinden näher bringt. Möge Ihre Reise in den Supermetabolismus Sie weiterhin inspirieren und zu einem Leben voller Energie, Gesundheit und Glück führen. Und denken Sie immer daran, auf Ihren Körper zu hören, Ihrem Herzen zu folgen und jeden Moment Ihrer Reise zu einer besseren Version Ihrer selbst zu genießen.

REZEPTE FÜR VORSPEISEN

SALAT MIT QUINOA UND GEGRILLTEM GEMÜSE

Zubereitungszeit: 15 Minuten

3. Garzeit: 20 Minuten

4. Dosierungen für 4 Personen

5. Zutaten

Quinoa: 200g

Gemischtes Gemüse (Zucchini, Paprika, Auberginen): 500g

Olivenöl: 30g

Zitronensaft: 20g

Salz und Pfeffer nach Geschmack 6.

Vorbereitung:

Quinoa nach Packungsanleitung kochen. Schneiden Sie das Gemüse in Scheiben und grillen Sie es auf einer heißen Grillplatte, bis es weich ist. In einer großen Schüssel die gekochte Quinoa mit dem gegrillten Gemüse vermischen. Mit Olivenöl, Zitronensaft, Salz und Pfeffer abschmecken .

GANZE BRUSCHETTAS MIT FRISCHEN TOMATEN UND BASILIKUM

Zubereitungszeit: 10 Minuten

Kochzeit: 5 Minuten

4. Dosierungen für 4 Personen

5. Zutaten

Vollkornbrot: 4

Scheiben à 50g

Frische Tomaten: 400g

Frisches Basilikum: 30g

Knoblauch: 1 Zehe

Extra natives Olivenöl: 30g

Salz nach Geschmack

Vorbereitung:

Die Vollkornbrotscheiben leicht rösten. Die Tomaten in Würfel schneiden und Basilikum und Knoblauch hacken. Tomaten, Basilikum, Knoblauch und Olivenöl in einer Schüssel vermischen. Das Dressing über die gerösteten Brotscheiben verteilen.

KICHERERBSEN-HUMMUS MIT GEMÜSESTICKS

Zubereitungszeit: 15 Minuten

Garzeit: 0 Minuten

Dosierung für 4 Personen

Zutaten

Gekochte Kichererbsen: 400g

Tahini (Sesamcreme): 60g

Zitronensaft: 30g

Knoblauch: 1 Zehe

Extra natives Olivenöl: 30g

Salz nach Geschmack

Gemüsesticks (Karotten, Sellerie, Paprika): 400g

Vorbereitung:

In einem Mixer die gekochten Kichererbsen, Tahini, Zitronensaft, gehackten Knoblauch, Olivenöl und Salz vermischen. Mischen, bis eine glatte und homogene Konsistenz entsteht. Bei Bedarf etwas Wasser hinzufügen, um die gewünschte Konsistenz zu erreichen. Als Beilage den Hummus mit den Gemüsesticks servieren.

GEGRILLTE AUBERGINEN MIT FRISCHER TOMATESAUCE

Zubereitungszeit: 15 Minuten

Kochzeit: 15 Minuten

Dosierung für 4 Personen

Zutaten

Auberginen: 600g

Frische Tomaten: 500g

Knoblauch: 2 Zehen

Frisches Basilikum: 30g

Extra natives Olivenöl: 40g

Salz und Pfeffer nach Geschmack

Vorbereitung:

Die Auberginen in Scheiben schneiden und von beiden Seiten grillen, bis sie weich und leicht gebräunt sind. Die Tomaten in Würfel schneiden und Knoblauch und Basilikum hacken. In einer Pfanne das Olivenöl erhitzen und den Knoblauch anbraten. Die gehackten Tomaten hinzufügen und einige Minuten kochen lassen, bis die Tomaten leicht auseinanderfallen. Gehacktes Basilikum, Salz und Pfeffer hinzufügen. Servieren Sie die gegrillten Auberginen mit der frischen Tomatensauce darüber. Passen Sie die Mengen und Anweisungen unbedingt an Ihre Vorlieben und Ernährungsbedürfnisse an.

ZUCCHINI-CARPACCIO MIT PARMESANFLOCKEN UND BALSAMICO-ESSIG

Zubereitungszeit: 15 Minuten

Garzeit: 0 Minuten

Dosierung für 4 Personen, Zutaten

Zucchini: 400g Parmesan Grana: 100g

Balsamico-Essig: 30g

Extra natives Olivenöl: 30g

Salz und Pfeffer nach Geschmack

Vorbereitung:

Schneiden Sie die Zucchini mit einer Mandoline oder einem Kartoffelschäler in dünne Scheiben. Die Zucchinischeiben auf einem Servierteller anrichten. Die Zucchini mit Olivenöl, Salz und Pfeffer würzen. Die Parmesanflocken auf den Zucchini verteilen. Kurz vor dem Servieren Balsamico-Essig über das Carpaccio sprühen.

GEBACKENE SÜSSKARTOFFELN MIT GRIECHISCHER JOGHURT SAUCE UND AROMATISCHEN KRÄUTER

Zubereitungszeit: 15 Minuten

Kochzeit: 30/40 Minuten

Dosierung für 4 Personen

Zutaten

Süßkartoffeln: 800g

Griechischer Joghurt: 200g

Kräuter

gemischt (Rosmarin,

Thymian, Petersilie): 30g

Salz und Pfeffer nach Geschmack

Vorbereitung:

Den Backofen auf 200°C vorheizen. Die Süßkartoffeln waschen und in Spalten schneiden. Die Süßkartoffeln auf ein Backblech legen und mit Olivenöl, Salz, Pfeffer und gehackten Kräutern beträufeln. Im vorgeheizten Ofen 30/40 Minuten backen oder bis die Kartoffeln weich und leicht gebräunt sind. Den griechischen Joghurt mit den gehackten aromatischen Kräutern und einer Prise Salz vermischen. Servieren Sie die Süßkartoffeln heiß mit der griechischen Joghurtsauce. Passen Sie die Mengen und Anweisungen unbedingt an Ihre Vorlieben und Ernährungsbedürfnisse an.

AVOCADO GEFÜLLTE MIT THUNFISCH UND ZITRONE

Zubereitungszeit: 10 Minuten

Garzeit: 0 Minuten

Dosierung für 4 Personen

Zutaten

Avocado: 2 große

Thunfischkonserven: 200g

Zitrone: 1, Saft

und abgeriebene Schale

Salz und Pfeffer nach Geschmack

Vorbereitung:

Die Avocados halbieren und den Kern entfernen. In einer Schüssel den abgetropften Thunfisch mit dem Zitronensaft und der abgeriebenen Schale vermischen. Mit Salz und Pfeffer abschmecken. Füllen Sie die Hohlräume der Avocados mit der Thunfischmischung. Sofort als Vorspeise oder Snack servieren.

KIRSCHTOMATEN GEFÜLLT MIT ZIEGENKÄSE UND PETERSILIE

Zubereitungszeit: 15 Minuten

Garzeit: 0 Minuten

Dosierung für 4 Personen

Zutaten

Kirschtomaten: 200g

Ziegenkäse: 100g

Frische Petersilie: 20g,

fein gehackt

Salz und Pfeffer nach Geschmack

Vorbereitung:

Schneiden Sie den oberen Teil der Kirschtomaten ab und höhlen Sie sie vorsichtig mit einem Teelöffel aus. In einer Schüssel den Ziegenkäse mit der gehackten Petersilie zerstampfen. Mit Salz und Pfeffer abschmecken. Die Kirschtomaten mit der Ziegenkäsemischung füllen. Als Vorspeise oder als frische und leckere Beilage servieren.

BÜFFELMOZZARELLA MIT TOMATEN UND FRISCHER BASILIKUM

Zubereitungszeit: 10 Minuten

Garzeit: 0 Minuten

Dosierung für 4 Personen

Zutaten

Büffelmozzarella: 250g

Kirschtomaten: 200g

Frisches Basilikum: 20g

Extra natives Olivenöl: 30 ml

Salz und Pfeffer nach Geschmack

Vorbereitung:

Den Büffelmozzarella in dicke Scheiben schneiden. Die Kirschtomaten halbieren. Die Mozzarellascheiben auf einem Servierteller anrichten. Die Kirschtomaten auf den Mozzarellascheiben verteilen. Mit frischen Basilikumblättern bestreuen. Mit nativem Olivenöl extra, Salz und Pfeffer abschmecken. Als frische und leckere Vorspeise servieren.

ROHES GEMÜSE MIT JOGHURTSAUCE UND FRISCHE KRÄUTER

Zubereitungszeit: 15 Minuten

Garzeit: 0 Minuten

Dosierung für 4 Personen

Zutaten

Rohes gemischtes Gemüse (Karotten, Sellerie, Paprika, Gurken): 400g

Griechischer Joghurt: 200g

Gemischte frische Kräuter (Petersilie, Minze, Schnittlauch): 30g

Zitronensaft: 20 ml

Salz und Pfeffer

Vorbereitung:

Rohes Gemüse waschen und in Stifte oder Scheiben schneiden. In einer Schüssel den griechischen Joghurt mit den gehackten frischen Kräutern und dem Zitronensaft vermischen. Je nach Geschmack mit Salz und Pfeffer würzen. Servieren Sie das rohe Gemüse mit der Joghurtsauce als Würze. Passen Sie die Mengen und Anweisungen unbedingt an Ihre Vorlieben und Ernährungsbedürfnisse an.

QUINOA-FRITTER MIT GEMISCHTEM GEMÜSE

Zubereitungszeit: 20 Minuten

Kochzeit: 15 Minuten

Dosierung für 4 Personen

Zutaten

Gekochte Quinoa: 300g

Gemischtes Gemüse (Zucchini, Karotten, Paprika): 200g

Eier: 2

Kichererbsenmehl: 50g

Frische Petersilie: 20 g, gehackt

Salz und Pfeffer nach Geschmack

Olivenöl zum Kochen

Vorbereitung:

In einer Schüssel den gekochten Quinoa mit dem gewürfelten gemischten Gemüse, den Eiern, dem Kichererbsenmehl und der gehackten Petersilie vermischen. Mit Salz und Pfeffer abschmecken. Aus der erhaltenen Mischung Pfannkuchen formen. Das Olivenöl in einer beschichteten Pfanne erhitzen und die Pfannkuchen von beiden Seiten goldbraun braten. Heiß als Beilage oder Hauptgericht servieren.

QUINOA-SALAT MIT GEGRILLTEM HÄHNCHEN

Zubereitungszeit: 15 Minuten

Kochzeit: 20 Minuten

Dosierung für 4 Personen

Zutaten

Quinoa: 200g

Hähnchenbrust: 400g

Gemischtes Gemüse (Tomaten, Gurken, Paprika): 300g

Schwarze Oliven: 50g

Zitronensaft: 30 ml

Natives Olivenöl extra: 50 ml

Salz und Pfeffer nach Geschmack

Vorbereitung:

Quinoa nach Packungsanleitung kochen und abkühlen lassen. Die Hähnchenbrust in Scheiben schneiden und grillen, bis sie vollständig gegart ist. Das Gemüse in Würfel schneiden und die Oliven in Scheiben schneiden. In einer großen Schüssel gekochtes Quinoa, gegrilltes Hähnchen, gemischtes Gemüse und Oliven vermischen. Mit Zitronensaft, Olivenöl, Salz und Pfeffer würzen. Gut vermischen und als Hauptgericht oder Beilage servieren.

VOLLBROT CANAPÉS MIT AVOCADO-PESTO

Zubereitungszeit: 15 Minuten

Garzeit: 0 Minuten

Dosierung für 4 Personen

Zutaten

Geschnittenes Vollkornbrot: 8 Scheiben

Reife Avocado: 2

Zitronensaft: 20 ml

Knoblauch: 1 Zehe

Frisches Basilikum: 30g

Salz und Pfeffer nach Geschmack

Vorbereitung:

Die Vollkornbrotscheiben leicht rösten. In
einer Schüssel die Avocados mit
Zitronensaft, gehacktem Knoblauch und
frischem Basilikum zerdrücken. Mit Salz
und Pfeffer abschmecken. Das Avocadopesto
auf den gerösteten Brotscheiben verteilen.
Als Vorspeise oder Snack servieren.

LINSEN-FLEISCHBÄLLCHEN MIT JOGHURT UND MINZSAUCE

Zubereitungszeit: 20 Minuten

Kochzeit: 20 Minuten

Dosierung für 4 Personen

Zutaten

Getrocknete Linsen: 200g

Rote Zwiebel: 1 klein

Knoblauch: 2 Zehen

Frische Petersilie: 30 g, gehackt

Ei: 1

Kichererbsenmehl: 50g

Griechischer Joghurt: 200g

Frische Minze: 20 g, gehackt

Salz und Pfeffer nach Geschmack

Vorbereitung:

Die Linsen in kochendem Wasser weich kochen, dann abgießen und mit einer Gabel zerdrücken. Zwiebel und Knoblauch fein hacken und zusammen mit Petersilie, Ei und Kichererbsenmehl zu den Linsen geben. Die Mischung gut vermischen und Fleischbällchen formen. Die Fleischbällchen in einer beschichteten Pfanne von beiden Seiten goldbraun braten. Den griechischen Joghurt mit der gehackten Minze vermischen und mit Salz und Pfeffer würzen. Servieren Sie die Fleischbällchen mit der Joghurt-Minz-Sauce als Beilage.

PILZ-CARPACCIO MIT NATIVEM OLIVENÖL EXTRA UND ZITRONE

Zubereitungszeit: 10 Minuten

Garzeit: 0 Minuten

Dosierung für 4 Personen

Zutaten

Frische Pilze

(Steinpilze, Pilze,

oder andere Pilze Ihrer Wahl): 200g

Extra natives Olivenöl: 30 ml

Zitrone: 1, Saft

Salz und Pfeffer nach Geschmack

Parmesanflocken (optional)

Vorbereitung:

Die Pilze sorgfältig putzen und in feine Scheiben schneiden. Die Pilzscheiben auf einem Servierteller anrichten. Mit nativem Olivenöl extra und Zitronensaft würzen. Mit Salz und Pfeffer abschmecken. Bei Bedarf noch ein paar Parmesanflocken zum Verzieren hinzufügen. Als frische und leichte Vorspeise servieren.

CROSTINI MIT CREME AUS WEISSEN BOHNEN UND ROSMARIN

Zubereitungszeit: 15 Minuten

Kochzeit: 10 Minuten

Dosierung für 4 Personen

Zutaten

Weiße Bohnen aus der Dose: 400 g

Baguettebrot oder toskanisches Brot:

1 Baguette oder 4 dicke Scheiben

Frischer Rosmarin: 10g,

fein gehackt

Knoblauch: 2 Zehen

Extra natives Olivenöl: 50 ml

Salz und Pfeffer nach Geschmack

Vorbereitung:

Erhitzen Sie das native Olivenöl extra in einer Pfanne und bräunen Sie die ganzen Knoblauchzehen darin an. Die abgetropften weißen Bohnen dazugeben und leicht erhitzen. Die Knoblauchzehen entfernen und die Bohnen mit einer Gabel zerdrücken. Den gehackten Rosmarin dazugeben und mit Salz und Pfeffer würzen. Das Brot in Scheiben schneiden und leicht toasten. Die weiße Bohnencreme auf die Brotscheiben streichen. Servieren Sie die Crostini heiß als Vorspeise oder Vorspeise.

GEMISCHTER BOHNENSALAT MIT ROTE ZWIEBEL UND PETERSILIE

Zubereitungszeit: 15 Minuten

Garzeit: 0 Minuten

Dosierung für 4 Personen

Zutaten

Gemischte Bohnen aus der Dose
(Cannellini, Borlotti, Schwarz): 400g

Rote Zwiebel: 1 groß

Frische Petersilie: 30 g, gehackt

Zitronensaft: 30 ml

Extra natives Olivenöl: 30 ml

Salz und Pfeffer nach Geschmack

Vorbereitung:

Die gemischten Bohnen abgießen und unter fließendem Wasser abspülen. Die rote Zwiebel in dünne Scheiben schneiden. In einer großen Schüssel die gemischten Bohnen, die roten Zwiebeln und die gehackte Petersilie vermischen. Mit Zitronensaft, nativem Olivenöl extra, Salz und Pfeffer würzen. Alle Zutaten gut vermischen. Vor dem Servieren mindestens 30 Minuten im Kühlschrank ruhen lassen. Als frische und leckere Beilage servieren.

ZUCCHIRROLLE MIT RICOTTA UND GETROCKNETEN TOMATEN

Zubereitungszeit: 20 Minuten

Kochzeit: 15 Minuten

Dosierung für 4 Personen

Zutaten

Zucchini: 4 mittelgroß

Frischer Ricotta: 200g

Getrocknete Tomaten: 50g

Geriebener Parmesan: 30g

Frische Petersilie: 20 g, gehackt

Salz und Pfeffer nach Geschmack

Natives Olivenöl extra

Olive zum Kochen

Schneiden Sie die Enden der Zucchini ab und schneiden Sie sie mit einer Mandoline oder einem Kartoffelschäler der Länge nach in Scheiben. Die Zucchinischeiben auf dem heißen Grill etwa 23 Minuten pro Seite grillen, bis sie weich, aber noch fest sind. In einer Schüssel den Ricotta mit den gehackten getrockneten Tomaten, geriebenem Parmesan, Petersilie, Salz und Pfeffer vermischen. Jede Zucchinischeibe mit etwas Ricotta-Füllung bestreichen und aufrollen. Die Brötchen auf ein leicht mit Öl gefettetes Backblech legen. Im vorgeheizten Backofen bei 180 °C etwa 10–15 Minuten goldbraun backen. Heiß als Vorspeise oder Hauptgericht servieren.

KÜRBISSUPPE MIT GERÖSTETEN KÜRBISKERN

Zubereitungszeit: 15 Minuten

Kochzeit: 30 Minuten

Dosierung für 4 Personen

Zutaten

Kürbis: 800g, geschält

und in Würfel schneiden

Zwiebel: 1 groß, gehackt

Kartoffeln: 2 mittelgroß, geschält

und in Würfel schneiden

Gemüsebrühe: 1 Liter

Frische Sahne: 100 ml, Butter: 2 Esslöffel

Kürbiskerne: 50 g, geröstet

Salz und Pfeffer nach Geschmack

Vorbereitung:

In einem großen Topf die Zwiebel in der
Butter anbraten, bis sie glasig ist. Den
Kürbis und die Kartoffeln dazugeben und
etwa 5 Minuten kochen lassen. Die
Gemüsebrühe in die Pfanne gießen und zum
Kochen bringen. Die Hitze reduzieren und
etwa 20/25 Minuten köcheln lassen, bis das
Gemüse weich ist. Die Suppe pürieren, bis
eine samtige Konsistenz entsteht. Die frische
Sahne dazugeben und gut verrühren. Mit
Salz und Pfeffer nach Geschmack würzen.
Die Kürbissuppe heiß servieren, garniert mit
gerösteten Kürbiskernen.

GEBACKENE AUBERGINEN FLEISCHBÄLLCHEN MIT TOMATENSAUCE

Zubereitungszeit: 30 Minuten

Kochzeit: 30 Minuten

Dosierung für 4 Personen

Zutaten

Auberginen: 2 mittelgroß, in Würfel geschnitten

Geriebenes Brot: 100g

Geriebener Parmesan: 50g

Eier: 2

Frische Petersilie: 30 g, gehackt

Knoblauch: 2 Zehen, gehackt

Tomatensauce: 500 ml

Salz und Pfeffer nach Geschmack

Vorbereitung:

Den Backofen auf 180°C vorheizen. Die Auberginenwürfel auf einem mit Backpapier ausgelegten Backblech anrichten und im Ofen etwa 2025 Minuten backen, bis die Auberginen weich sind. In einer großen Schüssel die gekochten Auberginen mit einer Gabel zerdrücken und Semmelbrösel, geriebenen Parmesan, Eier, Petersilie, Knoblauch, Salz und Pfeffer hinzufügen. Mischen Sie die Mischung gut, bis alle Zutaten eingearbeitet sind. Mit den Händen Fleischbällchen formen und auf ein leicht gefettetes Backblech legen. Im vorgeheizten Backofen etwa 25–30 Minuten backen, bis die Fleischbällchen goldbraun und knusprig sind. Die Tomatensauce in einer Pfanne erhitzen und die Fleischbällchen vor dem Servieren hineingeben. Die heißen Auberginen-Fleischbällchen mit der Tomatensauce servieren.

SCHWARZER BOHNENSALAT MIT MAIS UND PAPRIKA

Zubereitungszeit: 15 Minuten

Garzeit: 0 Minuten

Dosierung für 4 Personen

Zutaten

Schwarze Bohnen aus der Dose: 400 g

Dosenmais: 200g

Rote und gelbe Paprika: 2,

in Würfel schneiden

Rote Zwiebel: 1 kleine,

fein gehackt

Frischer Koriander: 30 g, gehackt

Limettensaft: 30 ml

Extra natives Olivenöl: 30 ml

Salz und Pfeffer nach Geschmack

Vorbereitung:

In einer großen Schüssel die abgetropften und abgespülten schwarzen Bohnen, den abgetropften Mais, die gewürfelten Paprikaschoten und die gehackten roten Zwiebeln vermischen. Den gehackten frischen Koriander hinzufügen. Mit Limettensaft, Olivenöl, Salz und Pfeffer würzen. Vorsichtig mischen, bis die Zutaten gut vermischt sind. Vor dem Servieren mindestens 30 Minuten im Kühlschrank ruhen lassen. Als frische und farbenfrohe Beilage oder Hauptgericht servieren.

GEGRILLTES GEMÜSE MIT AVOCADO- UND LIMETSOSSE

Zubereitungszeit: 20 Minuten

Kochzeit: 10 Minuten

Dosierung für 4 Personen

Zutaten

Zucchini: 2 mittelgroß,

in lange Scheiben schneiden

Aubergine: 1 große,

in lange Scheiben schneiden

Rote und gelbe Paprika:

2, in Streifen schneiden

Reife Avocado: 1 große

Limettensaft: 30 ml

Frische Petersilie: 20 g, gehackt

Salz und Pfeffer nach Geschmack

Vorbereitung:

Einen Grill oder eine Grillpfanne vorheizen. Die Zucchini-, Auberginen- und Paprikascheiben grillen, bis sie weich und auf beiden Seiten leicht gebräunt sind. Während das Gemüse grillt, bereiten Sie die Avocado-Salsa zu. In einer Schüssel die reife Avocado mit einer Gabel zerdrücken und mit dem Limettensaft und der gehackten frischen Petersilie vermischen. Mit Salz und Pfeffer abschmecken. Das gegrillte Gemüse auf einer Servierplatte anrichten und mit der Avocado-Limetten-Salsa servieren. Gegrilltes Gemüse kann heiß oder bei Zimmertemperatur als Beilage oder Hauptgericht serviert werden.

KAROTTENCREME MIT INGWER UND KREUZKÜMMEL

Zubereitungszeit: 15 Minuten

Kochzeit: 25 Minuten

Dosierung für 4 Personen

Zutaten

Karotten: 500g, geschält

und in Kreise schneiden

Zwiebel: 1 groß, gehackt

Frischer Ingwer: 20 g, gerieben

Kreuzkümmelpulver: 1 Teelöffel

Gemüsebrühe: 1 Liter

Frische Sahne: 100 ml

Extra natives Olivenöl: 2 Esslöffel

Salz und Pfeffer nach Geschmack

Vorbereitung:

In einem großen Topf das Olivenöl erhitzen und die Zwiebel darin glasig dünsten. Die in Scheiben geschnittenen Karotten hinzufügen und etwa 5 Minuten kochen lassen. Geriebenen Ingwer und Kreuzkümmelpulver hinzufügen und gut vermischen. Die Gemüsebrühe in die Pfanne gießen und zum Kochen bringen. Die Hitze reduzieren und etwa 15–20 Minuten köcheln lassen, bis die Karotten weich sind. Mit einem Stabmixer die Suppe glatt pürieren. Die frische Sahne dazugeben und gut verrühren. Mit Salz und Pfeffer nach Geschmack würzen. Servieren Sie die Karottencreme heiß und garniert mit einer Prise schwarzem Pfeffer.

BRUSCHETTE MIT BOHNENCREME UND GERIEBENER PECORINO

Zubereitungszeit: 20 Minuten

Kochzeit: 10 Minuten

Dosierung für 4 Personen

Zutaten

Frische oder gefrorene Saubohnen: 400 g

Rustikales Brot (Baguette

oder Ciabatta): 4 dicke Scheiben

Geriebener Pecorino: 50g

Extra natives Olivenöl: 2 Esslöffel

Knoblauch: 1 Zehe, geschält

Frische Minze: 20 g, gehackt

Salz und Pfeffer nach Geschmack

Vorbereitung:

Kochen Sie die Saubohnen etwa 5 Minuten lang in kochendem Wasser, wenn sie frisch sind, oder befolgen Sie die Anweisungen auf der Packung, wenn sie gefroren sind. Lassen Sie sie abtropfen und spülen Sie sie unter kaltem Wasser ab. Schälen Sie die Saubohnen, wenn sie frisch sind. In einem Mixer die gekochten Saubohnen, Knoblauch, frische Minze, geriebenen Pecorino, Olivenöl, Salz und Pfeffer vermischen. Mischen, bis eine glatte Creme entsteht. Die Brotscheiben in einer Pfanne oder auf dem Grill rösten, bis sie knusprig und leicht gebräunt sind. Jede Scheibe geröstetes Brot mit der Saubohnencreme bestreichen. Servieren Sie die Bruschetta mit Saubohnencreme heiß oder bei Zimmertemperatur als Vorspeise oder Vorspeise.

MEERESFRUCHSALAT MIT TOMATEN UND PETERSILIE

Zubereitungszeit: 15 Minuten

Kochzeit: 5 Minuten

Dosierung für 4 Personen

Zutaten

Gemischte Meeresfrüchte (Muscheln, Muscheln, Garnelen):

500g, bereits gekocht und geschält

Kirschtomaten: 200 g, halbiert

Frische Petersilie: 30 g, gehackt

Zitronensaft: 30 ml

Extra natives Olivenöl: 2 Esslöffel

Knoblauch: 2 Zehen, gehackt

Salz und Pfeffer nach Geschmack

Vorbereitung:

In einer Pfanne das Olivenöl erhitzen und den gehackten Knoblauch einige Minuten anbraten. Fügen Sie die bereits gekochten und geschälten Meeresfrüchte hinzu und braten Sie sie etwa 3/5 Minuten lang an, bis sie heiß sind. Die Meeresfrüchte in eine große Schüssel geben und etwas abkühlen lassen. Halbierte Kirschtomaten und gehackte frische Petersilie zu den Meeresfrüchten geben. Mit Zitronensaft, Salz und Pfeffer abschmecken. Alle Zutaten vorsichtig vermischen. Vor dem Servieren im Kühlschrank vollständig abkühlen lassen. Servieren Sie den Meeresfrüchtesalat als frische und leckere Vorspeise oder Hauptgericht.

CROSTINI MIT KICHERERBSENCREME UND CHILI

Zubereitungszeit: 15 Minuten

Kochzeit: 10 Minuten

Dosierung für 4 Personen

Zutaten

Kichererbsen aus der Dose: 400g, abtropfen lassen und abspülen

Rustikales Brot (Baguette oder Ciabatta): 4 dicke Scheiben

Frische Chilischote: 1, fein gehackt

Knoblauch: 1 Zehe, gehackt

Frischer Rosmarin: 1 Zweig, gehackt

Extra natives Olivenöl: 3 Esslöffel

Salz und Pfeffer nach Geschmack

Vorbereitung:

In einer Pfanne 1 Esslöffel Olivenöl erhitzen und den gehackten Knoblauch und die Chilis einige Minuten anbraten. Die abgetropften und abgespülten Kichererbsen und den gehackten frischen Rosmarin hinzufügen. Etwa 57 Minuten kochen lassen, bis die Kichererbsen heiß sind und sich gut mit den Aromen vermischen. Die Kichererbsen in eine Schüssel geben und mit einer Gabel zerdrücken, bis eine cremige Konsistenz entsteht. Die Brotscheiben in einer Pfanne oder auf dem Grill rösten, bis sie knusprig und leicht gebräunt sind. Jede geröstete Brotscheibe mit der Kichererbsencreme bestreichen. Mit einem Schuss Olivenöl, Salz und Pfeffer würzen. Als Vorspeise die Crostini mit heißer Kichererbsencreme servieren.

BROKKOLI-FLAN MIT FRISCH KÄSE

Zubereitungszeit: 20 Minuten

Kochzeit: 30 Minuten

Dosierung für 4 Personen

Zutaten

Brokkoli: 500g, gereinigt

und in Röschen schneiden

Eier: 3

Frischkäse: 200 g, Ricotta-Typ

Geriebener Parmesan: 50g

Milch: 100 ml

Butter: 20g (zum Einfetten der Pfanne)

Muskatnuss: nach Geschmack, gerieben

Salz und Pfeffer nach Geschmack

Vorbereitung:

Den Brokkoli in kochendem Salzwasser ca. 5–7 Minuten kochen, bis er weich, aber nicht matschig ist. Brokkoli gut abtropfen lassen und fein hacken. In einer Schüssel die Eier mit dem Frischkäse, dem geriebenen Parmesan und der Milch verquirlen. Den gehackten Brokkoli zur Mischung geben und gut vermischen. Mit einer Prise Muskatnuss, Salz und Pfeffer würzen. Ein Backblech mit Butter bestreichen und die Brokkoli-Mischung hineingeben. Die Oberfläche mit einem Spachtel ausgleichen. Im vorgeheizten Backofen bei 180 °C ca. 25–30 Minuten backen, bis der Flan an der Oberfläche goldbraun und in der Mitte gut durchgebacken ist. Nach dem Garen vor dem Servieren etwas abkühlen lassen. Den Brokkoli-Auflauf heiß als Beilage oder Hauptgericht servieren.

SÜSSAURES GEMÜSE MIT BALSAMICO-ESSIG

Zubereitungszeit: 15 Minuten

Kochzeit: 15 Minuten

Dosierung für 4 Personen

Zutaten

Auberginen: 2 mittelgroß,

in Würfel schneiden

Rote und gelbe Paprika:

2, in Streifen schneiden

Rote Zwiebel: 1 große,

in dünne Scheiben geschnitten

Balsamico-Essig: 60 ml

Brauner Zucker: 2 Esslöffel

Extra natives Olivenöl: 3 Esslöffel

Salz und Pfeffer nach Geschmack

Vorbereitung:

In einer Pfanne das Olivenöl erhitzen und die roten Zwiebeln darin glasig dünsten. Die gehackten Auberginen und Paprika dazugeben und bei mittlerer Hitze etwa 10 Minuten kochen lassen, dabei gelegentlich umrühren. Mischen Sie in einer kleinen Schüssel den Balsamico-Essig mit dem braunen Zucker, bis sich der Zucker vollständig aufgelöst hat. Die Balsamico-Zucker-Mischung mit dem Gemüse in die Pfanne geben und gut vermischen. Weitere 5 Minuten weiterkochen, bis das Gemüse weich und die Soße leicht eingedickt ist. Mit Salz und Pfeffer nach Geschmack würzen. Geben Sie das süß-saure Gemüse in eine Servierschüssel und servieren Sie es heiß oder bei Zimmertemperatur als Beilage oder Vorspeise.

QUINOA-KÄSE-KROKETTEN

Zubereitungszeit: 20 Minuten

Kochzeit: 25 Minuten

Dosierung für 4 Personen

Zutaten

Quinoa: 200g, bereits gekocht

Geriebener Käse (Cheddar,

Parmesan oder anderes): 100g

Ei: 1 groß

Semmelbrösel: 50g

Zwiebel: 1 klein, fein gehackt

Frische Petersilie: 2

Löffel, fein gehackt

Salz und Pfeffer nach Geschmack

Extra natives Olivenöl: zum Kochen

Vorbereitung:

In einer großen Schüssel gekochtes Quinoa, geriebenen Käse, Ei, Semmelbrösel, gehackte Zwiebeln und frische Petersilie vermischen. Mit Salz und Pfeffer nach Geschmack würzen. Alle Zutaten gut vermischen, bis eine homogene Masse entsteht. Mit den Händen Kugeln formen und leicht zerdrücken, sodass Kroketten entstehen. In einer beschichteten Pfanne etwas Olivenöl bei mittlerer Hitze erhitzen. Die Quinoa-Käse-Kroketten etwa 3/4 Minuten pro Seite braten, bis sie goldbraun und knusprig sind. Nach dem Garen auf einen mit saugfähigem Papier ausgelegten Teller geben, um überschüssiges Öl zu entfernen. Servieren Sie die Quinoa-Käse-Kroketten heiß als Vorspeise oder Hauptgericht.

SPINATSALAT MIT MANDELN UND FETA

Zubereitungszeit: 10 Minuten

Garzeit: 0 Minuten

Dosierung für 4 Personen

Zutaten

Frischer Spinat: 200g,

gewaschen und getrocknet

Mandeln: 50g,

geröstet und in Scheiben geschnitten

Feta: 100g, in Würfel geschnitten

Kirschtomaten:

150g, halbiert

Zitronensaft: 2 Esslöffel

Extra natives Olivenöl: 3 Esslöffel

Salz und Pfeffer nach Geschmack

Vorbereitung:

In einer großen Schüssel frischen Spinat, geröstete Mandeln, gewürfelten Feta und halbierte Kirschtomaten vermengen. Mit Zitronensaft, Olivenöl, Salz und Pfeffer würzen. Alle Zutaten vorsichtig vermischen, bis der Spinat gut gewürzt ist. Achten Sie darauf, dass Feta und Mandeln gleichmäßig im Salat verteilt sind. Servieren Sie den Spinatsalat mit Mandeln und Feta als frische und leckere Beilage oder Hauptspeise.

**ARTISCHOCKENPLATTEN
MIT MINZE UND ZITRONE**

Zubereitungszeit: 20 Minuten

Kochzeit: 10 Minuten

Dosierung für 4 Personen

Zutaten

Artischocken: 4, gereinigt und

in dünne Scheiben geschnitten

Mehl: 100g Eier: 2

Frische Minze: 2

Löffel, fein gehackt

Zitronenschale

gerieben: von 1 Zitrone

Salz und Pfeffer nach Geschmack

Extra Olivenöl

jungfräulich: zum Kochen

Vorbereitung:

In einer Schüssel Mehl, geschlagene Eier, gehackte frische Minze und abgeriebene Zitronenschale vermischen. Nach Belieben Salz und Pfeffer hinzufügen und verrühren, bis ein glatter Teig entsteht. Die Artischockenscheiben zum Teig geben und vorsichtig verrühren, bis sie gut bedeckt sind. In einer beschichteten Pfanne etwas Olivenöl bei mittlerer Hitze erhitzen. Mit einem Löffel einen Teil des Teigs mit einem Stück Artischocke herauslöffeln und in die heiße Pfanne geben. Die Artischockenfrikadellen auf jeder Seite etwa 3/4 Minuten braten, bis sie goldbraun und knusprig sind. Nach dem Garen auf einen mit saugfähigem Papier ausgelegten Teller geben, um überschüssiges Öl zu entfernen. Servieren Sie die Artischockenkrapfen heiß als Vorspeise oder Beilage.

CAPRESE MIT BÜFFELMOZZARELLA UND OCHSENHERZ TOMATEN

Zubereitungszeit: 10 Minuten

Garzeit: 0 Minuten

Dosierung für 4 Personen

Zutaten

Büffelmozzarella:

250g, in Scheiben schneiden

Ochsenherztomaten:

4 große, in Scheiben schneiden

Frisches Basilikum: ein paar Blätter

Extra natives Olivenöl: 3 Esslöffel

Balsamico-Essig: 2 Esslöffel

Salz und Pfeffer nach Geschmack

Vorbereitung:

1. Ordnen Sie die Büffelmozzarellascheiben und die Cuore di Bue-Tomaten abwechselnd auf einem Servierteller an, sodass ein Fächermuster entsteht. 2. Streuen Sie ein paar frische Basilikumblätter über den Mozzarella und die Tomaten. 3. Mit nativem Olivenöl extra, Salz und frisch gemahlenem schwarzem Pfeffer abschmecken. 4. Falls gewünscht, für eine raffiniertere Präsentation einen Schuss Balsamico-Reduktion hinzufügen. 5. Servieren Sie die Caprese sofort als Vorspeise oder als frische, leichte Beilage.

CROSTINI MIT AUBERGINEN-PARMESAN

Zubereitungszeit: 20 Minuten

Kochzeit: 30 Minuten

Dosierung für 4 Personen

Zutaten

Auberginen: 2 große,

in dünne Scheiben schneiden

Rustikales Brot (Baguette oder Ciabatta):

8 dicke Scheiben, Geschälte Tomaten: 400 g, zerdrückt, Mozzarella: 200 g, in dünne Scheiben geschnitten Geriebener Parmesan: 50g, Frisches Basilikum: ein paar Blätter Extra natives Olivenöl: 4 Esslöffel Knoblauch: 2 Zehen, gehackt Salz und Pfeffer nach Geschmack

Vorbereitung:

Den Backofen auf 180°C vorheizen. Die Auberginenscheiben auf einem mit

Backpapier ausgelegten Backblech
anordnen, mit etwas Olivenöl bestreichen
und im Ofen etwa 15–20 Minuten backen, bis
sie weich und leicht goldbraun sind. In einer
Pfanne etwas Olivenöl erhitzen und den
gehackten Knoblauch anbraten. Die
zerkleinerten geschälten Tomaten dazugeben
und etwa 10–15 Minuten kochen lassen, bis
die Sauce leicht eingedickt ist. Die
Brotscheiben im Ofen oder auf dem Grill
knusprig rösten. Auf jede Toastscheibe etwas
Tomatensoße streichen. Eine Scheibe
geröstete Aubergine auf der Tomatensoße
anrichten. Eine Scheibe Mozzarella auf die
Auberginen legen. Mit geriebenem Parmesan
bestreuen und mit frischen
Basilikumblättern dekorieren. Backen Sie
die Croutons etwa 10 Minuten lang, bis der
Käse geschmolzen und leicht goldbraun ist.
Servieren Sie die Crostini mit Auberginen-
Parmigiana heiß als Vorspeise oder
Vorspeise.

AVOCADO MANGO UND GARNELENSALAT

Zubereitungszeit: 15 Minuten

Garzeit: 0 Minuten

Dosierung für 4 Personen

Zutaten

Geschälte Garnelen:

300g, gekocht und kalt

Reife Avocado:

2 große, in Würfel schneiden

Reife Mango: 1 große,

in Würfel schneiden

Salat oder Rucola: 150g,

gewaschen und in Stücke geschnitten

Rote Zwiebel: 1 kleine,

in dünne Scheiben geschnitten

Frische Chilischote: 1,

fein gehackt (optional)

Limettensaft: 2 Esslöffel

Extra natives Olivenöl: 3 Esslöffel

Salz und Pfeffer nach Geschmack

Vorbereitung:

In einer großen Schüssel die geschälten Garnelen, die gewürfelte Avocado, die gewürfelte Mango, den Salat oder Rucola und die geschnittenen roten Zwiebeln vermischen. Fügen Sie nach Belieben gehackte frische Chilischote hinzu, um eine würzige Note zu erhalten. Mit Limettensaft und Olivenöl würzen und servieren.

ERBSENCREME MIT FRISCHER MINZE

Zubereitungszeit: 15 Minuten

Kochzeit: 15 Minuten

Dosierung für 4 Personen

Zutaten

Frische oder gefrorene Erbsen: 400g

Zwiebel: 1 mittelgroß, gehackt

Gemüsebrühe: 500 ml

Frische Minze: 10 Blätter,

plus etwas zum Garnieren

Kochsahne: 100 ml (optional)

Salz und Pfeffer nach Geschmack

Extra Olivenöl

jungfräulich: 2 EL

Vorbereitung:

In einem Topf das Olivenöl erhitzen und die Zwiebel darin glasig dünsten. Die Erbsen hinzufügen und etwa 2 Minuten kochen lassen. Die Gemüsebrühe in den Topf gießen und zum Kochen bringen. Die Hitze reduzieren und etwa 10 bis 12 Minuten köcheln lassen, bis die Erbsen weich sind. Die frischen Minzblätter hinzufügen und vermischen. Pürieren Sie die Suppe mit einem Stabmixer, bis sie glatt und samtig ist. Falls gewünscht, Kochsahne hinzufügen, um eine cremigere Konsistenz zu erhalten. Mit Salz und Pfeffer nach Geschmack würzen. Die Erbsencreme heiß servieren, garniert mit frischen Minzblättern.

CROSTINI MIT RICOTTA-CREME UND TAGGIASCA-OLIVEN

Zubereitungszeit: 10 Minuten

Garzeit: 0 Minuten

Dosierung für 4 Personen

Zutaten

Rustikales Brot (Baguette

oder Ciabatta): 8 dicke Scheiben

Ricotta: 200g

Taggiasca-Oliven: 50g,

entkernt und gehackt

Frische Petersilie: 2 Esslöffel,

fein gehackt

Zitronenschale

gerieben: von 1 Zitrone

Salz und Pfeffer nach Geschmack

Extra Olivenöl

jungfräulich: für die Garnitur

Vorbereitung:

Die Brotscheiben im Ofen oder auf dem Grill knusprig rösten. In einer Schüssel den Ricotta mit den gehackten Taggiasca-Oliven, der gehackten frischen Petersilie und der abgeriebenen Zitronenschale vermischen. Mit Salz und Pfeffer abschmecken und gut vermischen. Verteilen Sie die Ricotta- und Olivencreme gleichmäßig auf den gerösteten Brotscheiben. Garnieren Sie jedes Crostini mit einem Spritzer nativem Olivenöl extra. Servieren Sie die Crostini mit Ricottacreme und Oliven als Vorspeise oder Vorspeise.

SALAT AUS FENCHEL ORANGEN UND SCHWARZE OLIVEN

Zubereitungszeit: 15 Minuten

Garzeit: 0 Minuten

Dosierung für 4 Personen

Zutaten

Fenchel: 2 große, in dünne Scheiben geschnitten

Orangen: 2 große, geschält und in dünne Scheiben geschnitten

Schwarze Oliven: 100 g, entkernt und in Scheiben geschnitten

Frische Petersilie: 2 Esslöffel, fein gehackt

Abgeriebene Zitronenschale: von 1 Zitrone

Zitronensaft: 3 Esslöffel

Extra natives Olivenöl: 3 Esslöffel

Salz und Pfeffer nach Geschmack

Vorbereitung:

In einer großen Schüssel die Fenchelscheiben, Orangenscheiben und schwarzen Oliven vermischen. Die gehackte frische Petersilie und die abgeriebene Zitronenschale hinzufügen. Mit Zitronensaft, Olivenöl, Salz und Pfeffer würzen. Alle Zutaten vorsichtig vermischen, bis sie gut gewürzt sind. Achten Sie darauf, dass die Zutaten gleichmäßig im Salat verteilt sind. Servieren Sie den Fenchel-, Orangen- und schwarzen Olivensalat als frische und leckere Beilage oder Hauptgericht.

SÜSSKARTOFFEL-QUINOA-ROKETTEN

Zubereitungszeit: 30 Minuten

Kochzeit: 25 Minuten

Dosierung für 4 Personen

Zutaten

Süßkartoffeln: 2 mittelgroß,

geschält und in Würfel geschnitten

Gekochte Quinoa: 1 Tasse

Zwiebel: 1 mittelgroß, gehackt

Ei: 1 groß

Mandelmehl oder Semmelbrösel: 50g

Paprika: 1 TL, Kreuzkümmel: 1 TL

Salz und Pfeffer nach Geschmack

Extra Olivenöl

jungfräulich: zum Kochen

Vorbereitung:

Süßkartoffelwürfel in Salzwasser etwa 10 Minuten weich kochen. Die Kartoffeln abgießen und zerstampfen. In einer großen Schüssel zerdrückte Süßkartoffeln, gekochte Quinoa, gehackte Zwiebeln, geschlagenes Ei, Mandelmehl oder Semmelbrösel, Paprika, Kreuzkümmel, Salz und Pfeffer vermischen. Alle Zutaten gut vermischen, bis eine homogene Masse entsteht. Mit den Händen Kugeln formen und leicht zerdrücken, sodass Kroketten entstehen. In einer beschichteten Pfanne etwas Olivenöl bei mittlerer Hitze erhitzen. Kochen Sie die Süßkartoffel-Quinoa-Kroketten etwa 34 Minuten pro Seite, bis sie goldbraun und knusprig sind. Nach dem Garen auf einen mit saugfähigem Papier ausgelegten Teller geben, um überschüssiges Öl zu entfernen. Servieren Sie die Süßkartoffel-Quinoa-Kroketten heiß als Vorspeise.

SALAT AUS TOMATEN GURKEN UND BASILIKUM

Zubereitungszeit: 10 Minuten

Garzeit: 0 Minuten

Dosierung für 4 Personen

Zutaten

Reife Tomaten: 4

groß, in Scheiben schneiden

Gurken: 2 mittelgroß,

in dünne Scheiben schneiden

Frische Basilikumblätter:

1 Bund, ganz

Rote Zwiebel: 1 kleine,

dünn geschnitten (optional)

Extra natives Olivenöl: 3 Esslöffel

Rotweinessig: 2 Esslöffel

Salz und Pfeffer nach Geschmack

Vorbereitung:

In einer großen Salatschüssel die Tomaten- und Gurkenscheiben anrichten. Fügen Sie nach Wunsch frische Basilikumblätter und geschnittene rote Zwiebeln hinzu. Mit nativem Olivenöl extra und Rotweinessig würzen. Fügen Sie nach Ihrem Geschmack Salz und Pfeffer hinzu. Alle Zutaten vorsichtig vermischen, bis sie gut gewürzt sind. Achten Sie darauf, dass die Zutaten gleichmäßig im Salat verteilt sind. Servieren Sie den Tomaten-Gurken-Basilikum-Salat als frische und farbenfrohe Beilage.

CROSTINI MIT AUBERGINENCREME UND GRÜNEN OLIVEN

Zubereitungszeit: 20 Minuten

Kochzeit: 20 Minuten

Dosierung für 4 Personen

Zutaten

Auberginen: 2 mittelgroß, in Würfel geschnitten

Grüne Oliven: 50g,

entkernt und gehackt

Knoblauch: 2 Zehen, fein gehackt

Frisches Basilikum: ein paar Blätter

Rustikales Brot (Baguette

oder Ciabatta): 8 dicke Scheiben

Extra Olivenöl, jungfräulich: 4 EL

Salz und Pfeffer nach Geschmack

Vorbereitung:

Den Backofen auf 180°C vorheizen. Die Auberginenwürfel auf einem mit Backpapier ausgelegten Backblech anrichten und mit etwas Olivenöl, Salz und Pfeffer würzen. Die Auberginen im vorgeheizten Backofen etwa 20 Minuten backen, bis sie weich und leicht gebräunt sind. In einer Pfanne etwas Olivenöl erhitzen und den gehackten Knoblauch goldbraun braten. Die gehackten grünen Oliven und die frischen Basilikumblätter hinzufügen. Weitere 2/3 Minuten kochen lassen. In einem Mixer die geröstete Aubergine und die Oliven-Knoblauch-Mischung vermischen. Mischen, bis eine glatte und homogene Creme entsteht. Die Brotscheiben im Ofen oder auf dem Grill knusprig rösten. Jede geröstete Brotscheibe mit der Auberginen- und Olivencreme bestreichen. Servieren Sie die Crostini mit Auberginencreme und Oliven als Vorspeise oder Vorspeise.

REZEPTE
ERSTEN GÄNGE

GEMISCHTE GEMÜSESUPPE MIT HÜLSENFRÜCHTEN

Zubereitungszeit: 15 Minuten

Kochzeit: 30 Minuten

Dosierung für 4 Personen

Zutaten

Gemischtes Gemüse (Karotten, Sellerie, Zucchini, Kohl, Kartoffeln): 500g, in Würfel schneiden

Gemischte Hülsenfrüchte (Kichererbsen, Bohnen, Linsen): 200g, gekocht

Zwiebel: 1 mittelgroß, gehackt

Knoblauch: 2 Zehen, fein gehackt

Gemüsebrühe: 1 Liter

Geschälte Tomaten: 400 g, zerdrückt

Frische Petersilie: 2, Löffel, fein gehackt

Extra natives Olivenöl: 2 Esslöffel

Salz und Pfeffer nach Geschmack

Vorbereitung:

In einem großen Topf das Olivenöl erhitzen und die Zwiebel und den Knoblauch darin goldbraun anbraten. Das gewürfelte Gemüse dazugeben und einige Minuten kochen lassen, bis es weich wird. Die zerkleinerten geschälten Tomaten und die Gemüsebrühe hinzufügen. Die Suppe zum Kochen bringen, dann die Hitze reduzieren und etwa 20 bis 25 Minuten köcheln lassen, bis das Gemüse weich ist. Die gekochten Hülsenfrüchte und die gehackte frische Petersilie hinzufügen. Weitere 5 Minuten weiterkochen, damit sich die Aromen vermischen können. Je nach Geschmack mit Salz und Pfeffer würzen. Servieren Sie die gemischte Gemüsesuppe mit Hülsenfrüchten heiß, eventuell mit Croutons.

GANZE SPAGHETTI MIT FRISCHEN TOMATEN UND BASILIKUM

Zubereitungszeit: 10 Minuten

Kochzeit: 15 Minuten

Dosierung für 4 Personen

Zutaten

Vollkornspaghetti: 400g

Frische Tomaten: 6

groß, in Würfel schneiden

Knoblauch: 2 Zehen, fein gehackt

Frisches Basilikum: 1 Bund,

Blätter entfernt und gehackt

Extra natives Olivenöl: 4 Esslöffel

Salz und Pfeffer nach Geschmack

Vorbereitung:

Einen Topf mit Salzwasser zum Kochen bringen und die Vollkornspaghetti nach Packungsanleitung al dente kochen. Während die Spaghetti kochen, in einer großen Pfanne das Olivenöl erhitzen und den gehackten Knoblauch darin goldbraun anbraten. Fügen Sie die gewürfelten frischen Tomaten hinzu und kochen Sie sie etwa 8 bis 10 Minuten lang, bis sie beginnen, auseinanderzufallen und eine Soße zu bilden. Die Hälfte des gehackten frischen Basilikums zur Tomatensauce geben. Lassen Sie die Spaghetti al dente abtropfen und geben Sie sie direkt in die Pfanne mit der Tomaten-Basilikum-Sauce. Die Spaghetti mit der Tomatensauce etwa 1/2 Minuten bei mittlerer bis hoher Hitze anbraten, bis sie gut gewürzt sind. Je nach Geschmack mit Salz und Pfeffer würzen. Die Vollkornspaghetti mit frischen Tomaten und Basilikum heiß servieren, garniert mit dem restlichen frischen Basilikum.

GANZES RISOTTO MIT STEINPILZEN

Zubereitungszeit: 10 Minuten

Kochzeit: 30 Minuten

Dosierung für 4 Personen

Zutaten

Brauner Reis: 300g

Frische Steinpilze bzw

getrocknet: 200g, in Scheiben geschnitten

Gemüsebrühe: 1 Liter

Zwiebel: 1 mittelgroß, fein gehackt

Knoblauch: 2 Zehen, fein gehackt

Trockener Weißwein: 120 ml

Geriebener Parmesan: 50g

Butter: 2 Esslöffel

Extra natives Olivenöl: 2 Esslöffel

Salz und Pfeffer nach Geschmack

Vorbereitung:

In einem Topf die Gemüsebrühe erhitzen und bei schwacher Hitze warm halten. In einer großen Pfanne das Olivenöl und die Butter bei mittlerer Hitze erhitzen. Zwiebel und Knoblauch dazugeben und goldbraun braten. Die Steinpilze hinzufügen und kochen, bis sie goldbraun und weich sind. Geben Sie den braunen Reis in die Pfanne und rösten Sie ihn unter ständigem Rühren einige Minuten lang leicht an. Den Weißwein in die Pfanne gießen und vollständig verdampfen lassen. Nach und nach die heiße Gemüsebrühe schöpflöffelweise zum Reis geben, dabei ständig umrühren und erst dann mehr Brühe hinzufügen, wenn die vorherige aufgesogen ist.

Kochen Sie das Risotto etwa 25–30 Minuten lang weiter, bis der Reis al dente gekocht ist und den größten Teil der Brühe aufgesogen hat. Sobald das Risotto gar ist, vom Herd nehmen und den geriebenen Parmesan unterrühren. Je nach Geschmack mit Salz und Pfeffer würzen. Das Vollkornrisotto mit Steinpilzen heiß servieren, auf Wunsch mit frischer Petersilie garniert.

VOLLKORN-PENNE MIT RUCOLAPESTO-WALNÜSSEN

Zubereitungszeit: 15 Minuten

Kochzeit: 10 Minuten

Dosierung für 4 Personen

Zutaten

Vollkorn-Penne: 400g

Frischer Rucola: 100g

Walnüsse: 50 g, geröstet

Geriebener Parmesan: 50g

Knoblauch: 1 Zehe

Extra Olivenöl

jungfräulich: 4 EL

Salz und Pfeffer nach Geschmack

Vorbereitung:

Die Vollkorn-Penne in Salzwasser nach Packungsanweisung al dente kochen. In der Zwischenzeit das Rucola-Walnuss-Pesto zubereiten. In einem Mixer Rucola, geröstete Walnüsse, geriebenen Parmesan, Knoblauch und Olivenöl vermischen. Mischen, bis eine glatte und homogene Konsistenz entsteht. Die gesamte Penne abtropfen lassen, dabei etwas Kochwasser auffangen. In einer großen Schüssel die abgetropfte Penne mit dem Rucola-Walnuss-Pesto würzen und etwas Nudelkochwasser hinzufügen, um eine cremige Konsistenz zu erhalten. Die Penne gut mit dem Pesto vermengen, bis sie gleichmäßig gewürzt ist. Je nach Geschmack mit Salz und Pfeffer würzen. Servieren Sie die Vollkorn-Penne mit heißem Rucolapesto und Walnüssen, garniert mit einigen gehackten Walnüssen und frischen Rucolablättern.

LINSENSUPPE MIT KAROTTEN UND SELLERIE

Zubereitungszeit: 10 Minuten

Kochzeit: 40 Minuten

Dosierung für 4 Personen

Zutaten

Getrocknete Linsen: 250g,

abspülen und abtropfen lassen

Karotten: 2 mittelgroße, gewürfelt

Sellerie: 2 Stangen, gewürfelt

Zwiebel: 1 mittelgroß, gehackt

Knoblauch: 2 Zehen, fein gehackt

Gemüsebrühe: 1 Liter

Geschälte Tomaten: 400 g, gehackt

Lorbeerblätter: 2/3 Blätter

Frischer Thymian: 1 Teelöffel, gehackt

Extra natives Olivenöl: 2 Esslöffel

Salz und Pfeffer nach Geschmack

Vorbereitung:

In einem großen Topf das Olivenöl erhitzen und die Zwiebel und den Knoblauch darin goldbraun anbraten. Die gewürfelten Karotten und den Sellerie dazugeben und einige Minuten kochen lassen, bis sie anfangen, weich zu werden. Die abgespülten und abgetropften Linsen, gehackte geschälte Tomaten, Gemüsebrühe, Lorbeerblätter und frischen Thymian hinzufügen. Die Suppe zum Kochen bringen, dann die Hitze reduzieren und etwa 30 bis 35 Minuten köcheln lassen, bis die Linsen weich sind. Je nach Geschmack mit Salz und Pfeffer würzen. Die Linsensuppe mit Karotten und Sellerie heiß servieren, eventuell mit Croutons.

GANZER NUDELSALAT MIT TOMATEN UND THUNFISCH

Zubereitungszeit: 15 Minuten

Kochzeit: 10 Minuten

Dosierung für 4 Personen

Zutaten

Kurze Vollkornnudeln

(Stifte, Fusilli usw.): 400g

Kirschtomaten: 250 g, halbiert

Thunfisch in Öl: 200 g, abgetropft und zerbröckelt

Schwarze Oliven: 50 g, entkernt und in Scheiben geschnitten

Rote Zwiebel: 1 kleine, in dünne Scheiben geschnittene Zwiebel

Frische Petersilie: 2 Esslöffel, fein gehackt

Extra natives Olivenöl: 4 Esslöffel

Zitronensaft: 2 Esslöffel

Salz und Pfeffer nach Geschmack

Vorbereitung:

Die Vollkornnudeln in Salzwasser nach Packungsanweisung al dente kochen. Lassen Sie die Nudeln abtropfen und spülen Sie sie unter kaltem Wasser ab, um das Kochen zu stoppen. In einer großen Salatschüssel die gekochten und abgekühlten Nudeln, halbierten Kirschtomaten, zerbröckelten Thunfisch, geschnittene schwarze Oliven, geschnittene rote Zwiebeln und gehackte frische Petersilie vermischen. Würzen Sie den Salat mit nativem Olivenöl extra, Zitronensaft, Salz und Pfeffer nach Ihrem Geschmack. Alle Zutaten gut vermischen, bis sie gut gewürzt sind. Servieren Sie den Vollkorn-Nudelsalat mit Kirschtomaten und frischem, bunten Thunfisch.

BASMATI-REIS MIT GEDÄMPFTEM GEMÜSE

Zubereitungszeit: 10 Minuten

Kochzeit: 20 Minuten

Dosierung für 4 Personen

Zutaten

Basmatireis: 300g

Gemischtes Gemüse (Karotten, Zucchini, Brokkoli, Erbsen): 400g, in Stücke schneiden

Stücke Knoblauch: 2 Zehen, fein gehackt

Frischer Ingwer: 1 Teelöffel, gerieben

Kurkumapulver: 1 Teelöffel

Frischer Koriander: 2 Esslöffel, fein gehackt (optional)

Extra natives Olivenöl: 2 Esslöffel

Salz und Pfeffer nach Geschmack

Vorbereitung:

Waschen Sie den Basmatireis unter fließendem Wasser, bis das Wasser klar wird. Den Reis gut abtropfen lassen und beiseite stellen. Bereiten Sie das Gemüse vor und schneiden Sie es in gleich große Stücke. In einem Dampfgarer etwas Wasser zum Kochen bringen. Legen Sie das Gemüse in den Dampfgareinsatz und kochen Sie es etwa 10–15 Minuten lang, bis es zart, aber noch knusprig ist. Während das Gemüse kocht, erhitzen Sie das Olivenöl in einem Topf und braten Sie den Knoblauch und den geriebenen Ingwer an, bis sie goldbraun sind und duften. Den Basmatireis zum sautierten Knoblauch und Ingwer geben und einige Minuten rösten. Kurkumapulver hinzufügen und gut vermischen.

Das heiße Wasser entsprechend den auf der Packung angegebenen Mengenverhältnissen zum Basmatireis geben und zum Kochen bringen. Reduzieren Sie die Hitze auf eine niedrige Stufe, decken Sie die Pfanne mit einem Deckel ab und lassen Sie den Reis etwa 15–20 Minuten kochen, bis er gar ist und die gesamte Flüssigkeit aufgesogen ist. Sobald Sie fertig sind, schalten Sie die Hitze aus und lassen Sie den Basmatireis einige Minuten lang zugedeckt stehen. Den Basmatireis mit dem gedünsteten Gemüse servieren und nach Belieben mit gehacktem frischem Koriander garnieren.

DINKEL MIT GEGRILLTER ZUCCHINI UND FETA

Zubereitungszeit: 10 Minuten

Kochzeit: 30 Minuten

Dosierung für 4 Personen

Zutaten

Perldinkel: 300g

Zucchini: 3 mittelgroß, in dünne Scheiben geschnitten

Feta: 150g, in Würfel geschnitten

Kirschtomaten: 200 g, halbiert

Rote Zwiebel: 1 mittelgroße, in dünne Scheiben geschnitten

Frische Petersilie: 2 Esslöffel, fein gehackt

Extra natives Olivenöl: 3 Esslöffel

Zitronensaft: 2 Esslöffel

Salz und Pfeffer nach Geschmack

Vorbereitung:

Kochen Sie den Perldinkel in Salzwasser gemäß den Anweisungen auf der Packung, bis er weich, aber noch al dente ist. Abgießen und etwas abkühlen lassen. In der Zwischenzeit einen Grill oder eine beschichtete Pfanne erhitzen. Die Zucchinischeiben grillen, bis sie weich und auf beiden Seiten leicht gebräunt sind. Kombinieren Sie in einer großen Salatschüssel den gekochten Farro, die gegrillte Zucchini, die halbierten Kirschtomaten, die geschnittenen roten Zwiebeln und den gewürfelten Feta. Würzen Sie den Salat mit nativem Olivenöl extra, Zitronensaft, Salz und Pfeffer nach Ihrem Geschmack. Alle Zutaten gut vermischen, bis sie gut gewürzt sind. Den Dinkel servieren.

GANZE GANZE LINGUINE MIT BROKKOLI UND SARDELLEN

Zubereitungszeit: 10 Minuten

Kochzeit: 15 Minuten

Dosierung für 4 Personen

Zutaten

Vollkorn-Linguine: 400g

Brokkoli: 1 Bund, in Röschen geteilt

Sardellen in Öl: 8 Filets,

fein gehackt

Knoblauch: 3 Zehen, fein gehackt

Frische Chilischote: 1,

fein gehackt (optional)

Frische Petersilie:

2 Esslöffel, fein gehackt

Extra natives Olivenöl: 4 Esslöffel

Salz nach Geschmack

Vorbereitung:

Die Vollkorn-Linguine in reichlich Salzwasser nach Packungsanweisung al dente kochen. In den letzten 5 Minuten des Nudelkochens die Brokkoliröschen zum Linguine-Kochwasser geben und kochen, bis sie weich sind. In der Zwischenzeit das Olivenöl in einer großen Pfanne erhitzen und den Knoblauch und die frische Chili (falls verwendet) einige Minuten anbraten. Die fein gehackten Sardellen in die Pfanne geben und einige Minuten anbraten, bis sie zerfallen und sich mit dem Öl vermischen. Linguine und Brokkoli abtropfen lassen, dabei etwas Kochwasser auffangen. Linguine und Brokkoli mit den Sardellen in die Pfanne geben und bei Bedarf etwas Nudelkochwasser hinzufügen, um eine Soße zu erhalten. Bei Bedarf Salz hinzufügen. Vollkorn-Linguine mit scharfem Brokkoli und Sardellen servieren, garniert mit gehackter frischer Petersilie.

GEMÜSE-MINESTRONE MIT GEMISCHTEN HÜLSENFRÜCHTEN

Zubereitungszeit: 15 Minuten

Kochzeit: 30 Minuten

Dosierung für 4 Personen

Zutaten

Zucchini: 2 mittelgroß, gewürfelt

Karotten: 2 mittelgroße, gewürfelt

Sellerie: 2 Stangen, gewürfelt

Kartoffeln: 2 mittelgroße, geschält und gewürfelt

Frische Tomaten: 4 große, gewürfelt

Zwiebel: 1 mittelgroß, gehackt

Knoblauch: 3 Zehen, fein gehackt

Cannellini aus der Dose: 400 g, abgetropft und abgespült, Gemüsebrühe: 1 Liter

Gemischte Nudeln (kleine Muscheln, Ditalini) 100g

Extra natives Olivenöl: 2 Esslöffel

Salz und Pfeffer nach Geschmack

Vorbereitung:

In einem großen Topf das Olivenöl erhitzen und die Zwiebel und den Knoblauch darin goldbraun anbraten. Zucchini, Karotten, Sellerie und Kartoffelwürfel in den Topf geben und einige Minuten kochen, bis sie weich werden. Die gewürfelten frischen Tomaten hinzufügen und weitere 5 Minuten kochen lassen. Die Gemüsebrühe in den Topf gießen und zum Kochen bringen. Reduzieren Sie die Hitze und lassen Sie die Minestrone etwa 15–20 Minuten köcheln, bis das Gemüse weich ist. Die abgetropften Cannellini-Bohnen und die gemischten Nudeln in den Topf geben und weitere 10 Minuten weiterkochen, bis die Nudeln al dente sind. Je nach Geschmack mit Salz und Pfeffer würzen. Servieren Sie die Gemüse-Minestrone mit gemischten Hülsenfrüchten heiß, vielleicht mit Croutons

QUINOA MIT TOMATEN UND FETA

Zubereitungszeit: 10 Minuten

Kochzeit: 15 Minuten

Dosierung für 4 Personen

Zutaten

Quinoa: 1 Tasse (200g)

Kirschtomaten:

200g, halbiert

Feta: 100 g, zerbröckelt

Frische Petersilie:

2 Esslöffel, gehackt

Zitronensaft: aus einer halben Zitrone

Extra Olivenöl

jungfräulich: 2 EL

Salz und Pfeffer nach Geschmack

Vorbereitung:

Spülen Sie den Quinoa gut unter fließendem Wasser ab. Den Quinoa nach Packungsanweisung in leicht gesalzenem Wasser kochen, bis er weich ist und das gesamte Wasser aufgesogen hat. In einer großen Schüssel den gekochten Quinoa, die halbierten Kirschtomaten und den zerbröckelten Feta vermischen. Mit Zitronensaft, Olivenöl, gehackter frischer Petersilie, Salz und Pfeffer abschmecken. Alle Zutaten gut vermischen, bis sie gut gewürzt sind. Servieren Sie Quinoa mit Kirschtomaten und Feta als Hauptgericht oder Beilage.

ZUCCHINI-TAGLIATELLE MIT FRISCHE TOMATENSAUCE

Zubereitungszeit: 10 Minuten

Kochzeit: 10 Minuten

Dosierung für 4 Personen

Zutaten

Zucchini: 4 mittelgroß

Reife Tomaten: 4

groß, in Würfel schneiden

Knoblauch: 3 Zehen, fein gehackt

Frisches Basilikum: 1

Bund, fein gehackt

Extra Olivenöl

jungfräulich: 3 EL

Salz und Pfeffer nach Geschmack

Vorbereitung:

Schneiden Sie die Zucchini mit einem Gemüseschäler oder einer Mandoline in dünne, Tagliatelle-ähnliche Streifen. In einer Pfanne das Olivenöl erhitzen und den Knoblauch anbraten, bis er goldbraun ist und duftet. Die gewürfelten reifen Tomaten in die Pfanne geben und etwa 5–7 Minuten kochen, bis sie weich werden und eine Soße bilden. Mit Salz und Pfeffer abschmecken. Die Zucchinistreifen mit der Tomatensauce in die Pfanne geben und etwa 2/3 Minuten anbraten, bis sie durchgewärmt, aber noch knusprig sind. Den gehackten frischen Basilikum dazugeben und gut vermischen. Die Zucchini-Tagliatelle mit frischer Tomatensauce heiß servieren, eventuell noch mit frischem Basilikum garniert.

PERLGERSE MIT ARTISCHOCKEN UND PECORINO

Zubereitungszeit: 10 Minuten

Kochzeit: 20 Minuten

Dosierung für 4 Personen

Zutaten

Graupen: 300g

Artischocken: 4 Artischockenherzen,

in dünne Scheiben schneiden

Geriebener Pecorino: 100g

Frische Petersilie: 2 Esslöffel, fein gehackt

Knoblauch: 2 Zehen, fein gehackt

Gemüsebrühe: 750 ml

Extra natives Olivenöl: 3 Esslöffel

Salz und Pfeffer nach Geschmack

Vorbereitung:

In einem Topf das Olivenöl erhitzen und den Knoblauch anbraten, bis er goldbraun ist und duftet. Die Artischockenscheiben in die Pfanne geben und einige Minuten anbraten. Geben Sie die Graupen in die Pfanne und rösten Sie sie etwa 2/3 Minuten lang leicht an. Nach und nach die heiße Gemüsebrühe schöpfkellenweise in den Topf geben und gelegentlich umrühren, bis die Gerste gar ist und den größten Teil der Flüssigkeit aufgesogen hat. Dies dauert etwa 15 bis 20 Minuten. Nach dem Garen mit Salz und Pfeffer abschmecken. Nehmen Sie die Pfanne vom Herd und geben Sie den geriebenen Pecorino und die gehackte frische Petersilie hinzu. Gut vermischen, bis der Käse geschmolzen ist und die Zutaten gut vermischt sind. Servieren Sie die Graupen mit Artischocken und scharfem Pecorino, eventuell mit etwas frischer Petersilie garniert.

ZUCCHINI-SPAGHETTI MIT AVOCADO-PESTO

Zubereitungszeit: 15 Minuten

Garzeit: 0 Minuten

Dosierung für 4 Personen

Zutaten

Zucchini: 4 mittelgroß

Reife Avocado: 1 große

Frisches Basilikum: 1 Bund

Mandeln: 50 g, geröstet

Zitronensaft: von 1 Zitrone

Knoblauch: 1 Zehe

Extra Olivenöl

jungfräulich: 4 EL

Salz und Pfeffer nach Geschmack

Vorbereitung:

Schneiden Sie die Zucchini mit einem Gemüseschäler oder Spiralschneider in Spaghetti. In einer Küchenmaschine oder einem Mixer Avocadomark, frisches Basilikum, geröstete Mandeln, Knoblauch, Zitronensaft, Olivenöl, Salz und Pfeffer vermischen. Mischen, bis eine cremige Konsistenz entsteht. In einer großen Schüssel die Zucchini-Nudeln mit dem Avocado-Pesto vermischen und vorsichtig umrühren, bis die Zucchini vollständig bedeckt sind. Servieren Sie die Zucchini-Spaghetti mit Avocado-Pesto als Hauptgericht oder Beilage.

BRAUNER REIS MIT GERÖSTETEN PAPRIKA UND FRISCHEM KÄSE

Zubereitungszeit: 15 Minuten

Kochzeit: 30 Minuten

Dosierung für 4 Personen

Zutaten

Brauner Reis: 300g

Gemischte Paprika

(rot, gelb, grün):

3 große, in Streifen geschnittene Käse

frisch (wie Mozzarella oder Ricotta):

200g, gewürfelte Petersilie

frisch: 2 Esslöffel, fein gehackt

Knoblauch: 2 Zehen, fein gehackt

Gemüsebrühe: 600 ml

Extra Olivenöl

jungfräulich: 3 EL

Salz und Pfeffer nach Geschmack

Vorbereitung:

Den Backofen auf 200°C vorheizen. Die Paprikastreifen auf einem mit Backpapier ausgelegten Backblech anrichten. Mit einem Schuss Olivenöl, Salz und Pfeffer würzen. Im Ofen etwa 20–25 Minuten backen oder bis die Paprika weich und leicht golden sind. In der Zwischenzeit den braunen Reis unter fließendem Wasser abspülen und abtropfen lassen. In einem Topf das Olivenöl erhitzen und den Knoblauch anbraten, bis er goldbraun ist und duftet. Geben Sie den braunen Reis in den Topf und rösten Sie ihn einige Minuten lang leicht an.

Die heiße Gemüsebrühe in die Pfanne geben, zum Kochen bringen, dann die Hitze reduzieren und zugedeckt etwa 25/30 Minuten köcheln lassen, bis der Reis gar ist und die Flüssigkeit aufgesogen hat. Sobald der Reis gar ist, den Herd ausschalten und den Reis einige Minuten ruhen lassen. Die gerösteten Paprikaschoten mit dem Reis vermischen, den gewürfelten Frischkäse und die gehackte frische Petersilie hinzufügen. Vorsichtig mischen, bis die Zutaten gut vermischt sind. Braunen Reis mit gerösteten Paprika und warmem Frischkäse servieren.

VOLLKORN-PENNE MIT BLUMENKOHL UND KNUSPRIGER SPECK

Zubereitungszeit: 15 Minuten

Kochzeit: 20 Minuten

Dosierung für 4 Personen

Zutaten

Vollkorn-Penne: 400g

Blumenkohl: 1 mittelgroß,

in Röschen unterteilt

Speck: 100g, in Streifen geschnitten

Knoblauch: 2 Zehen, fein gehackt

Geriebener Parmesan: 50g

Extra Olivenöl

jungfräulich: 3 EL

Salz und Pfeffer nach Geschmack

Vorbereitung:

Die Vollkorn-Penne in reichlich Salzwasser nach Packungsanweisung al dente kochen. Lassen Sie sie abtropfen und stellen Sie sie beiseite. Währenddessen in einer großen Pfanne etwas Olivenöl erhitzen und den knusprigen Speck darin anbraten. Nehmen Sie es aus der Pfanne und stellen Sie es beiseite. Geben Sie in derselben Pfanne noch etwas Olivenöl hinzu und braten Sie den Knoblauch an, bis er goldbraun ist und duftet. Die Blumenkohlröschen in die Pfanne geben und einige Minuten anbraten, bis sie weich, aber noch knusprig sind. Geben Sie die Vollkorn-Penne mit dem Blumenkohl in die Pfanne und fügen Sie dann den knusprigen Speck hinzu. Mit Salz und Pfeffer abschmecken und alle Zutaten gut vermischen. Servieren Sie die Vollkorn-Penne mit Blumenkohl und knusprigem Speck, bestreut mit frisch geriebenem Parmesan.

VENERE-REIS MIT GEGRILLTEM GEMÜSE UND GRÜNEN OLIVEN

Zubereitungszeit: 15 Minuten

Kochzeit: 30 Minuten

Dosierung für 4 Personen

Zutaten, Venere-Reis: 320g

Gemischtes Gemüse zum Grillen (Paprika, Auberginen, Zucchini): 500g, in Stücke schneiden

Entsteinte grüne Oliven: 100g

Kirschtomaten: 200 g, halbiert

Knoblauch: 3 Zehen, fein gehackt

Frischer Basilikum: 1 Bund, fein gehackt

Gemüsebrühe: 750 ml

Extra natives Olivenöl: 4 Esslöffel

Salz und Pfeffer nach Geschmack

Vorbereitung:

Einen Grill oder eine Grillpfanne bei
mittlerer bis hoher Hitze vorheizen. Das
gemischte Gemüse grillen, bis es weich und
leicht verkohlt ist, und dann beiseite stellen.
In einem Topf das Olivenöl erhitzen und den
Knoblauch anbraten, bis er goldbraun ist
und duftet. Den Venere-Reis in die Pfanne
geben und einige Minuten leicht rösten.
Geben Sie die heiße Gemüsebrühe nach und
nach, eine Kelle nach der anderen, unter
gelegentlichem Rühren in den Topf, bis der
Reis gar ist und die Flüssigkeit aufgesogen
hat. Dies dauert etwa 25 bis 30 Minuten.
Nach dem Garen mit Salz und Pfeffer
abschmecken. Das gegrillte Gemüse, die
entkernten grünen Oliven und die halbierten
Kirschtomaten in den Topf mit dem Venere-
Reis geben. Vorsichtig mischen, bis die
Zutaten gut vermischt sind. Servieren Sie
den Venere-Reis mit gegrilltem Gemüse und
grünen Oliven heiß und garniert mit frisch
gehacktem Basilikum.

GANZES RISOTTO MIT SPARGEL UND PARMESAN

Zubereitungszeit: 10 Minuten

Kochzeit: 25 Minuten

Dosierung für 4 Personen

Zutaten

Brauner Reis: 300g

Spargel: 1 Bund, in Stücke geschnitten

Zwiebel: 1 mittelgroß, fein gehackt

Gemüsebrühe: 1 Liter

Trockener Weißwein: 125 ml

Geriebener Parmesan: 100g

Butter: 2 Esslöffel

Extra natives Olivenöl: 2 Esslöffel

Salz und Pfeffer nach Geschmack

Vorbereitung:

In einem Topf die Gemüsebrühe zum
Kochen bringen, dann die Hitze reduzieren
und warm halten. In einer großen Pfanne
das Olivenöl und die Butter bei mittlerer
Hitze erhitzen. Die gehackte Zwiebel
dazugeben und glasig braten. Den braunen
Reis mit der Zwiebel in die Pfanne geben
und einige Minuten leicht rösten. Den
trockenen Weißwein zum Reis geben und
verrühren, bis er eingezogen ist. Beginnen
Sie damit, die heiße Gemüsebrühe löffelweise
zum Reis zu geben, gelegentlich umzurühren
und zu warten, bis sie aufgesogen ist, bevor
Sie die nächste hinzufügen. Nach ca. 15
Minuten den Spargel zum Risotto geben und
weiterkochen, bis der Reis gar ist, den
Parmesan dazugeben und heiß servieren.

GANZE GANZE PASTA MIT AUBERGINEN UND GETROCKNETEN TOMATEN

Zubereitungszeit: 15 Minuten

Kochzeit: 20 Minuten

Dosierung für 4 Personen

Zutaten

Vollkornnudeln: 400g

Auberginen: 2 mittelgroß, in Würfel geschnitten

Getrocknete Tomaten: 100 g, eingeweicht

10 Minuten in heißem Wasser kochen und abtropfen lassen

Knoblauch: 3 Zehen, fein gehackt

Frische rote Chilischote: 1 Stück,

fein gehackt (optional)

Frische Petersilie: 2

Löffel, fein gehackt

Extra natives Olivenöl: 4 Esslöffel

Salz und Pfeffer nach Geschmack

Vorbereitung:

Die Vollkornnudeln in reichlich Salzwasser nach Packungsanweisung al dente kochen. Lassen Sie es abtropfen und stellen Sie es beiseite. In einer großen Pfanne das Olivenöl erhitzen und Knoblauch und Chili (falls verwendet) anbraten, bis sie goldbraun sind und duften. Die gewürfelten Auberginen in die Pfanne geben und kochen, bis sie weich und leicht gebräunt sind. Die eingeweichten und abgetropften getrockneten Tomaten zu den Auberginen in die Pfanne geben und weitere 5 Minuten kochen lassen. Mit Salz und Pfeffer nach Geschmack würzen. Die Vollkornnudeln mit den Auberginen und getrockneten Tomaten in die Pfanne geben. Alle Zutaten gut vermischen, bis die Nudeln gut gewürzt sind. Servieren Sie die Vollkornnudeln mit Auberginen und getrockneten Tomaten, bestreut mit gehackter frischer Petersilie.

DINKELSUPPE UND GEMÜSE DER SAISON

Zubereitungszeit: 15 Minuten

Kochzeit: 40 Minuten

Dosierung für 4 Personen

Zutaten

Perldinkel: 200g

Saisonales Gemüse

(wie Karotten, Sellerie, Kartoffeln,

Zucchini): 500g, in Würfel geschnitten

Zwiebel: 1 mittelgroß, fein gehackt

Gemüsebrühe: 1 Liter

Frische Petersilie:

2 Esslöffel, fein gehackt

Extra natives Olivenöl: 2 Esslöffel

Salz und Pfeffer nach Geschmack

Vorbereitung:

In einem großen Topf das Olivenöl erhitzen und die Zwiebel darin glasig dünsten. Das gewürfelte Gemüse der Saison in die Pfanne geben und einige Minuten anbraten. Den Dinkelperl in die Pfanne mit dem Gemüse geben und einige Minuten leicht anrösten. Die heiße Gemüsebrühe in die Pfanne gießen, zum Kochen bringen, dann die Hitze reduzieren und zugedeckt etwa 30/35 Minuten köcheln lassen, bis der Dinkel gar und das Gemüse weich ist. Mit Salz und Pfeffer abschmecken. Die Dinkel-Saison-Gemüsesuppe heiß servieren und mit frisch gehackter Petersilie garnieren.

GANZE GANZE LINGUINE MIT MUSCHELN UND TOMATEN

Zubereitungszeit: 15 Minuten

Kochzeit: 15 Minuten

Dosierung für 4 Personen

Zutaten (in Gramm):

Vollkorn-Linguine: 400g

Frische Muscheln: 500 g, geschält und gereinigt

Kirschtomaten: 200 g, halbiert

Knoblauch: 4 Zehen, fein gehackt

Frische Chilischote: 1 Stück,

fein gehackt (optional)

Frische Petersilie: 3

Löffel, fein gehackt

Trockener Weißwein: 125 ml

Extra natives Olivenöl: 4 Esslöffel

Salz nach Geschmack

Vorbereitung:

Die Vollkorn-Linguine in reichlich Salzwasser nach Packungsanweisung al dente kochen. Lassen Sie sie abtropfen und stellen Sie sie beiseite. In einer großen Pfanne das Olivenöl erhitzen und Knoblauch und Chili (falls verwendet) anbraten, bis sie goldbraun sind und duften. Die Muscheln in die Pfanne geben und bei mittlerer Hitze kochen, bis sie sich öffnen. Die halbierten Kirschtomaten mit den Muscheln in die Pfanne geben und einige Minuten anbraten. Den trockenen Weißwein angießen und den Alkohol verdunsten lassen. Fügen Sie Salz nach Ihrem Geschmack hinzu. Die Vollkorn-Linguine mit den Muscheln und Kirschtomaten in die Pfanne geben. Alle Zutaten gut vermischen, bis die Nudeln gut gewürzt sind. Servieren Sie die Vollkorn-Linguine mit Muscheln und Kirschtomaten, garniert mit gehackter frischer Petersilie.

GANZE GANZE NUDELSALAT MIT THUNFISCH UND OLIVEN

Zubereitungszeit: 15 Minuten

Kochzeit: 10 Minuten

Dosierung für 4 Personen

Zutaten (in Gramm):

Kurze Vollkornnudeln

(Penne, Fusilli usw.): 400g

Thunfisch in Öl: 200 g, abgetropft

Entsteinte schwarze Oliven: 100 g

Kirschtomaten: 200 g, halbiert

Eingelegte Gurken: 4/5, in Scheiben geschnitten

Rote Zwiebel: 1 kleine, in dünne Scheiben geschnittene Zwiebel

Frische Chilischote: 1 Stück, fein gehackt (optional)

Frische Petersilie: 3 Esslöffel, fein gehackt

Zitronensaft: von 1 Zitrone

Extra natives Olivenöl: 4 Esslöffel

Salz und Pfeffer nach Geschmack

Vorbereitung:

Die Vollkornnudeln in reichlich Salzwasser nach Packungsanweisung al dente kochen. Abgießen und unter kaltem Wasser abspülen, um das Kochen zu stoppen. In einer großen Schüssel die Vollkornnudeln mit dem abgetropften Thunfisch, entkernten schwarzen Oliven, halbierten Kirschtomaten, geschnittenen Gewürzgurken und geschnittenen roten Zwiebeln vermischen. Fügen Sie gehackte frische Chilischote (falls verwendet) und gehackte frische Petersilie hinzu. Den Nudelsalat mit Zitronensaft und Olivenöl würzen und servieren.

SCHWARZER REIS MIT AVOCADO UND MAIS

Zubereitungszeit: 15 Minuten

Kochzeit: 40 Minuten

Dosierung für 4 Personen

Zutaten

Schwarzer Reis: 320g

Reife Avocado: 2,
geschält und in Würfel geschnitten

Zuckermais: 200 g, abgetropft

Rote Zwiebel: 1 mittelgroß,
fein gehackt

Limettensaft: aus 2 Limetten

Frischer Koriander: 4
Löffel, fein gehackt

Extra natives Olivenöl: 3 Esslöffel

Salz und Pfeffer nach Geschmack

Vorbereitung:

In einem Topf den schwarzen Reis nach Packungsanleitung al dente kochen. Lassen Sie es abtropfen und stellen Sie es beiseite. In einer großen Schüssel den gekochten schwarzen Reis, die gewürfelte Avocado und den abgetropften Zuckermais vermischen. Fügen Sie die gehackte rote Zwiebel und den frischen Koriander zur Reis-, Avocado- und Maismischung hinzu. Den Limettensaft über den Salat pressen und das Olivenöl dazugeben. Vorsichtig umrühren, um alle Zutaten zu vermischen. Mit Salz und Pfeffer nach Geschmack würzen. Servieren Sie schwarzen Reis mit Avocado und Mais als Beilage oder Hauptgericht.

DINKEL MIT ZUCCHINI UND GETROCKNETEN TOMATEN

Zubereitungszeit: 15 Minuten

Kochzeit: 30 Minuten

Dosierung für 4 Personen

Zutaten

Perldinkel: 300g

Zucchini: 3 mittelgroß, in Würfel geschnitten

Getrocknete Tomaten: 100 g, eingeweicht

10 Minuten mit heißem Wasser übergießen und abgießen

Zwiebel: 1 mittelgroß, fein gehackt

Knoblauch: 3 Zehen, fein gehackt

Frische Petersilie:, 3 Esslöffel, fein gehackt

Gemüsebrühe: 750 ml

Extra natives Olivenöl: 3 Esslöffel

Salz und Pfeffer nach Geschmack

Vorbereitung:

Bringen Sie die Gemüsebrühe in einem Topf zum Kochen und reduzieren Sie dann die Hitze auf eine niedrige Stufe, um sie warm zu halten. In einer großen Pfanne das Olivenöl erhitzen und den Knoblauch und die Zwiebel anbraten, bis sie goldbraun sind und duften. Die gewürfelten Zucchini in die Pfanne geben und kochen, bis sie weich, aber noch knusprig sind. Den Dinkelperl in die Pfanne mit den Zucchini geben und einige Minuten leicht anrösten. Nach und nach die heiße Gemüsebrühe schöpflöffelweise unter gelegentlichem Rühren in den Topf gießen, bis der Dinkel al dente gar ist und die Flüssigkeit aufgesogen hat. Das dauert etwa 25/30 Minuten. Die eingeweichten getrockneten Tomaten in Streifen schneiden und zusammen mit dem Dinkel und den Zucchini in die Pfanne geben. Mit Salz und Pfeffer nach Geschmack würzen. Den Dinkel mit Zucchini und getrockneten Tomaten heiß servieren, garniert mit gehackter frischer Petersilie.

REISSPAGHETTI MIT GARNELEN UND ZUCCHINI

Zubereitungszeit: 15 Minuten

Kochzeit: 15 Minuten

Dosierung für 4 Personen

Zutaten

Reisspaghetti: 400g

Geschälte Garnelen: 300g

Zucchini: 2 mittelgroß, in Würfel geschnitten

Knoblauch: 3 Zehen, fein gehackt

Frische Chilischote: 1 Stück,

fein gehackt (optional)

Frische Petersilie: 3

Löffel, fein gehackt

Extra natives Olivenöl: 4 Esslöffel

Zitronensaft: von 1 Zitrone

Salz und Pfeffer nach Geschmack

Vorbereitung:

Die Reisspaghetti in reichlich Salzwasser nach Packungsanweisung kochen, bis sie al dente sind. Lassen Sie sie abtropfen und stellen Sie sie beiseite. In einer großen Pfanne das Olivenöl erhitzen und Knoblauch und Chili (falls verwendet) anbraten, bis sie goldbraun sind und duften. Die geschälten Garnelen in die Pfanne geben und kochen, bis sie rosa und vollständig gegart sind. Die gewürfelten Zucchini mit den Garnelen in die Pfanne geben und garen, bis sie weich, aber noch knusprig sind. Den Zitronensaft über die Garnelen und Zucchini pressen. Die Reisnudeln mit den Garnelen und Zucchini in die Pfanne geben. Alle Zutaten gut vermischen, bis die Nudeln gut gewürzt sind. Mit Salz und Pfeffer nach Geschmack würzen. Servieren Sie die Reisspaghetti mit Garnelen und Zucchini, garniert mit gehackter frischer Petersilie.

VOLLKORN-PENNE MIT GEBACKENEN AUBERGINE UND MOZZARELLA

Zubereitungszeit: 20 Minuten

Kochzeit: 30 Minuten

Dosierung für 4 Personen

Zutaten

Vollkorn-Penne: 400g

Auberginen: 2 mittelgroß, in Würfel geschnitten

Mozzarella: 200g, in Würfel geschnitten

Geschälte Tomaten: 400 g, gehackt

Knoblauch: 3 Zehen, fein gehackt

Frisches Basilikum: 1 Bund,

fein gehackt

Geriebener Parmesan: 100g

Extra natives Olivenöl: 4 Esslöffel

Salz und Pfeffer nach Geschmack

Vorbereitung:

Die Vollkorn-Penne in reichlich Salzwasser nach Packungsanweisung al dente kochen. Lassen Sie sie abtropfen und stellen Sie sie beiseite. Den Backofen auf 180°C vorheizen. Die Auberginenwürfel auf ein Backblech legen und mit Olivenöl, Salz und Pfeffer würzen. Im Ofen etwa 20/25 Minuten backen oder bis sie weich und leicht goldbraun sind. In einer Pfanne etwas Olivenöl erhitzen und den Knoblauch goldbraun braten. Die geschälten Tomaten dazugeben und etwa 10 Minuten kochen lassen, dann mit Salz und Pfeffer würzen. Die Auberginen zur Tomatensauce geben und gut vermischen. Die gekochte Vollkorn-Penne mit den Auberginen und der Soße in die Pfanne geben. Den gewürfelten Mozzarella hinzufügen und rühren, bis der Mozzarella zu schmelzen beginnt. Die Vollkorn-Penne mit Auberginen und Mozzarella servieren.

PERLGERSE MIT PAPRIKA UND FETA

Zubereitungszeit: 10 Minuten

Kochzeit: 25 Minuten

Dosierung für 4 Personen

Zutaten

Graupen: 300g

Gemischte Paprika (rot, gelb, grün):

3 Stück, in Würfel schneiden

Feta: 200g, in Würfel geschnitten

Rote Zwiebel: 1 mittelgroß, fein gehackt

Knoblauch: 2 Zehen, fein gehackt

Gemüsebrühe: 750 ml

Frische Petersilie:

3 Esslöffel, fein gehackt

Extra natives Olivenöl: 3 Esslöffel

Salz und Pfeffer nach Geschmack

Vorbereitung:

Bringen Sie die Gemüsebrühe in einem Topf zum Kochen und reduzieren Sie dann die Hitze auf eine niedrige Stufe, um sie warm zu halten. In einer großen Pfanne das Olivenöl erhitzen und den Knoblauch und die Zwiebel anbraten, bis sie goldbraun sind und duften. Die gewürfelten Paprikaschoten in die Pfanne geben und kochen, bis sie weich, aber noch knusprig sind. Die Graupen mit den Paprika in die Pfanne geben und einige Minuten leicht anrösten. Nach und nach die heiße Gemüsebrühe schöpflöffelweise unter gelegentlichem Rühren in den Topf gießen, bis die Gerste al dente gekocht ist und die Flüssigkeit aufgesogen hat. Das dauert etwa 20–25 Minuten. Sobald der Orzo gar ist, fügen Sie den gewürfelten Feta und die gehackte frische Petersilie hinzu. Alle Zutaten gut vermischen. Mit Salz und Pfeffer nach Geschmack würzen. Graupen mit Paprika und Feta scharf servieren.

BRAUNER REIS MIT ERBSEN UND ROHSCHINKEN

Zubereitungszeit: 10 Minuten

Kochzeit: 25 Minuten

Dosierung für 4 Personen

Zutaten

Brauner Reis: 320g

Frische oder gefrorene Erbsen: 200g

Rohschinken: 100g,

in dünne Streifen schneiden

Zwiebel: 1 mittelgroß, fein gehackt

Gemüsebrühe: 750 ml

Frische Petersilie:

3 Esslöffel, fein gehackt

Butter: 2 Esslöffel

Extra natives Olivenöl: 2 Esslöffel

Salz und Pfeffer nach Geschmack

Vorbereitung:

Bringen Sie die Gemüsebrühe in einem Topf zum Kochen und reduzieren Sie dann die Hitze auf eine niedrige Stufe, um sie warm zu halten. In einer Pfanne die Butter mit dem Olivenöl schmelzen und die Zwiebel glasig dünsten. Den braunen Reis mit der Zwiebel in die Pfanne geben und einige Minuten leicht rösten. Nach und nach die heiße Gemüsebrühe schöpflöffelweise unter gelegentlichem Rühren in die Pfanne gießen, bis der Reis al dente gekocht ist und die Flüssigkeit aufgesogen hat. Das dauert etwa 20–25 Minuten. Geben Sie für die letzten 5 Minuten des Garvorgangs frische oder gefrorene Erbsen zusammen mit dem Reis in die Pfanne. Sobald der Reis gar ist, die Rohschinkenstreifen und die gehackte frische Petersilie hinzufügen. Alle Zutaten gut vermischen. Mit Salz und Pfeffer nach Geschmack würzen. Den braunen Reis mit Erbsen und Rohschinken servieren.

KAROTTEN-TAGLIATELLE MIT MANDELPESTO

Zubereitungszeit: 15 Minuten

Kochzeit: 10 Minuten

Dosierung für 4 Personen

Zutaten

Karotten-Tagliatelle: 400g

Mandeln: 100 g, geröstet

Frisches Basilikum: 1 Bund

Knoblauch: 2 Zehen

Geriebener Parmesan: 50g

Extra Olivenöl

jungfräulich: 4 EL

Salz und Pfeffer nach Geschmack

Vorbereitung:

Die Karotten-Tagliatelle in reichlich Salzwasser nach Packungsanweisung al dente kochen. Lassen Sie sie abtropfen und stellen Sie sie beiseite. In der Zwischenzeit das Mandelpesto zubereiten. In einem Mixer geröstete Mandeln, frisches Basilikum, Knoblauch, geriebenen Parmesan und Olivenöl vermischen. Mischen, bis eine glatte Konsistenz entsteht. Mit Salz und Pfeffer abschmecken. Die Karotten-Tagliatelle mit dem vorbereiteten Mandelpesto würzen. Gut vermischen, um das Pesto gleichmäßig auf den Tagliatelle zu verteilen. Servieren Sie die Karotten-Tagliatelle mit heißem Mandelpesto, garniert mit gehackten Mandeln und frischen Basilikumblättern.

DINKEL MIT KICHERERBSEN UND TOMATEN

Zubereitungszeit: 10 Minuten

Kochzeit: 30 Minuten

Dosierung für 4 Personen

Zutaten

Dinkel: 300g

Gekochte Kichererbsen: 400 g, abgetropft und abgespült

Kirschtomaten: 250g, halbiert

Rote Zwiebel: 1 mittelgroß,

in dünne Scheiben geschnitten

Knoblauch: 2 Zehen, fein gehackt

Frische Petersilie: 3 Esslöffel, fein gehackt

Gemüsebrühe: 750 ml

Extra natives Olivenöl: 3 Esslöffel

Salz und Pfeffer nach Geschmack

Vorbereitung:

Bringen Sie die Gemüsebrühe in einem Topf zum Kochen und reduzieren Sie dann die Hitze auf eine niedrige Stufe, um sie warm zu halten. In einer Pfanne das Olivenöl erhitzen und den Knoblauch und die roten Zwiebeln anbraten, bis sie goldbraun sind und duften. Die halbierten Kirschtomaten mit dem Knoblauch und der Zwiebel in die Pfanne geben und kochen, bis sie leicht weich sind. Die gekochten Kichererbsen mit den Kirschtomaten in die Pfanne geben und gut vermischen. Den Dinkel mit den Kirschtomaten und Kichererbsen in die Pfanne geben. Nach und nach die heiße Gemüsebrühe schöpflöffelweise unter gelegentlichem Rühren in den Topf gießen, bis der Dinkel al dente gar ist und die Flüssigkeit aufgesogen hat. Das dauert etwa 25/30 Minuten. Mit Salz und Pfeffer nach Geschmack würzen. Den Dinkel mit Kichererbsen und Kirschtomaten heiß servieren, garniert mit frisch gehackter Petersilie.

REZEPTE
ZWEITEN GÄNGE

GEGRILLTER LACHS MIT GEDÜNSTETEM SPARGEL

Zubereitungszeit: 10 Minuten

Kochzeit: 15 Minuten

Dosierung für 4 Personen

Zutaten

Lachs: 4 Filets,

jeweils ca. 150g

Spargel: 500g,

gewaschen und gehackt

Extra Olivenöl

jungfräulich: 4 EL

Zitronensaft: von 1 Zitrone

Salz und Pfeffer nach Geschmack

Vorbereitung:

Den Grill auf mittlere bis hohe Hitze vorheizen. Die Lachsfilets mit Olivenöl, Zitronensaft, Salz und Pfeffer würzen. Grillen Sie den Lachs etwa 5–7 Minuten pro Seite oder bis er gar ist. In der Zwischenzeit den gedünsteten Spargel zubereiten. Geben Sie den Spargel in einen Dampfgarer und kochen Sie ihn etwa 5 bis 7 Minuten lang oder bis er weich, aber noch knusprig ist. Den Spargel mit einem Schuss Olivenöl, Salz und Pfeffer würzen. Servieren Sie den gegrillten Lachs mit gedünstetem Spargel als Beilage.

GEGRILLTES HÄHNCHEN MIT ARTISCHOCKEN UND GERÖSTETEN PAPRIKA

Zubereitungszeit: 20 Minuten

Kochzeit: 25 Minuten

Dosierung für 4 Personen

Zutaten

Hähnchenbrust: 4 Stück,

in dünne Scheiben schneiden

Artischocken: 4 Artischockenherzen,

putzen und in Scheiben schneiden

Rote und gelbe Paprika:

2 Stück, in Streifen schneiden

Extra natives Olivenöl: 4 Esslöffel

Zitronensaft: von 1 Zitrone

Knoblauch: 3 Zehen, fein gehackt

Frischer Rosmarin:

2 Zweige, fein gehackt

Salz und Pfeffer nach Geschmack

Vorbereitung:

Den Grill auf mittlere bis hohe Hitze vorheizen. Die Hähnchenbrustscheiben mit Olivenöl, Zitronensaft, Knoblauch, Rosmarin, Salz und Pfeffer würzen. Grillen Sie das Hähnchen etwa 5 bis 6 Minuten pro Seite oder bis es gar ist. Während das Hähnchen kocht, grillen Sie die Artischockenherzen und Paprikastreifen, bis sie weich und leicht gebräunt sind. Artischocken und Paprika mit einem Schuss Olivenöl, Zitronensaft, Salz und Pfeffer würzen. Servieren Sie das gegrillte Hähnchen mit Artischocken und gerösteten Paprika als Beilage.

SPIESSE MIT GARNELEN UND GEMISCHTEM GEMÜSE

Zubereitungszeit: 20 Minuten

Kochzeit: 10 Minuten

Dosierung für 4 Personen

Zutaten:

Große Garnelen, geschält

und gereinigt: 16 Stück

Zucchini: 2 mittelgroß, gehackt

in dicken Unterlegscheiben

Paprika (rot, grün, gelb):

2, in Würfel schneiden

Rote Zwiebeln: 1 große,

in Spalten schneiden

Kirschtomaten: 16, ganz

Extra natives Olivenöl: 4 Esslöffel

Zitronensaft: 2 Esslöffel

Salz und Pfeffer nach Geschmack

Vorbereitung:

Grill oder Barbecue auf mittlere bis hohe Hitze vorheizen. Garnelen und Gemüse abwechselnd auf Spieße stecken. Die Spieße mit Olivenöl und Zitronensaft bestreichen und mit Salz und Pfeffer würzen. Die Spieße auf dem vorgeheizten Grill etwa 3 bis 4 Minuten pro Seite grillen oder bis die Garnelen rosa und das Gemüse zart sind. Heiß servieren und die köstlichen Spieße mit Garnelen und gemischtem Gemüse genießen.

SCHWEINEKOTELETTS MIT ARTISCHOCKEN UND OFENKARTOFFELN

Zubereitungszeit: 20 Minuten

Kochzeit: 1 Stunde

Dosierung für 4 Personen

Zutaten:

Schweinekoteletts: 4 Stück (à 150 g)

Artischocken: 4 Herzen, gereinigt und in Scheiben geschnitten

Kartoffeln: 4 mittelgroß, geschält

und in Scheiben schneiden

Knoblauch: 4 Zehen, fein gehackt

Frischer Rosmarin: 2 Zweige,

fein gehackt

Hühnerbrühe: 1 Tasse

Extra natives Olivenöl: 4 Esslöffel

Salz und Pfeffer nach Geschmack

Vorbereitung:

Den Backofen auf 180°C vorheizen. Die Schweinekoteletts einschneiden und mit Salz, Pfeffer, Knoblauch und Rosmarin würzen. Die Artischocken- und Kartoffelscheiben auf einem Backblech anordnen und die Schweinekoteletts auf das Gemüse legen. Die Hühnerbrühe in den Bräter gießen und mit Olivenöl beträufeln. Decken Sie die Form mit Folie ab und backen Sie sie im vorgeheizten Ofen etwa 45 Minuten lang. Entfernen Sie die Folie und kochen Sie weitere 15 bis 20 Minuten weiter oder bis die Schweinekoteletts gebräunt und zart sind. Heiße Schweinekoteletts mit Artischocken und Ofenkartoffeln servieren.

KABELJAU IN PAPIER MIT SPARGEL UND TOMATEN

Zubereitungszeit: 15 Minuten

Kochzeit: 20 Minuten

Dosierung für 4 Personen

Zutaten:

Kabeljaufilets:

4 Stück (je 200g)

Spargel: 12, gereinigt

und in Stücke schneiden

Kirschtomaten:

200g, halbiert

Knoblauch: 2 Zehen, fein gehackt

Frische Petersilie:

2 Esslöffel, fein gehackt

Extra natives Olivenöl: 4 Esslöffel

Zitronensaft: 2 Esslöffel

Salz und Pfeffer nach Geschmack

Vorbereitung:

Den Backofen auf 200°C vorheizen. Schneiden Sie 4 Blätter Backpapier aus, eines für jedes Kabeljaufilet. Den Spargel und die Kirschtomaten auf jedem Blatt Backpapier verteilen. Auf jedes Gemüsebett ein Kabeljaufilet legen. Fisch und Gemüse mit gehacktem Knoblauch, frischer Petersilie, Olivenöl, Zitronensaft, Salz und Pfeffer würzen. Verschließen Sie die Pakete und formen Sie gut verschlossene Umschläge. Legen Sie die Päckchen auf ein Backblech und backen Sie sie etwa 15 bis 20 Minuten lang oder bis der Fisch gar und das Gemüse zart ist. Servieren Sie den Kabeljau in Folie heiß direkt in der Verpackung.

ARTISCHOCKEN-SPINAT-OMELETTE

Zubereitungszeit: 15 Minuten

Kochzeit: 15 Minuten

Dosierung für 4 Personen

Zutaten:

Eier: 6

Artischocken: 2, gereinigt und

in dünne Scheiben schneiden

Frischer Spinat: 200 g, gewaschen und gehackt

Zwiebel: 1 mittelgroß, fein gehackt

Geriebener Käse: 50g

(Pecorino oder Parmesan)

Extra natives Olivenöl: 2 Esslöffel

Salz und Pfeffer nach Geschmack

Vorbereitung:

In einer beschichteten Pfanne das Olivenöl erhitzen und die Zwiebel glasig braten. Die geschnittenen Artischocken dazugeben und kochen, bis sie weich werden. Den gehackten Spinat hinzufügen und kochen, bis er zusammenfällt und seine Flüssigkeit freisetzt. In einer Schüssel die Eier mit geriebenem Käse, Salz und Pfeffer verquirlen. Die Eiermischung über das Gemüse in der Pfanne gießen. Bei mittlerer bis niedriger Hitze etwa 10–15 Minuten kochen lassen oder bis das Omelett gar ist und an den Rändern goldbraun ist. Heben Sie die Ränder des Omeletts mit einem Spatel an und lassen Sie die ungekochte Flüssigkeit darunter fließen. Sobald das Omelett fertig ist, gleiten Sie es auf einen Servierteller und schneiden Sie es vor dem Servieren in Spalten.

RINDERFILET MIT GEBRATENEM SPARGEL

Zubereitungszeit: 10 Minuten

Kochzeit: 15 Minuten

Dosierung für 4 Personen

Zutaten:

Rinderfilet: 4 Stück,

(ca. 150g pro Stück)

Spargel: 400g,

gewaschen und in Stücke geschnitten

Knoblauch: 2 Zehen, fein gehackt

Extra natives Olivenöl: 4 Esslöffel

Zitronensaft: 2 Esslöffel

Salz und Pfeffer nach Geschmack

Vorbereitung:

Eine beschichtete Pfanne bei mittlerer bis hoher Hitze erhitzen. Die Rinderfilets mit Salz, Pfeffer und Zitronensaft würzen. Zwei Esslöffel Olivenöl in die Pfanne geben und erhitzen. Die Rinderfiletstücke in der Pfanne auf jeder Seite etwa 3 bis 4 Minuten auf mittlerer Stufe garen oder bis sie den gewünschten Gargrad erreicht haben. Aus der Pfanne nehmen und ruhen lassen. In dieselbe Pfanne zwei weitere Esslöffel Olivenöl und den gehackten Knoblauch geben. Den geschnittenen Spargel in die Pfanne geben und etwa 5–7 Minuten anbraten, bis er weich, aber noch knusprig ist. Den Spargel mit Salz und Pfeffer abschmecken. Als Beilage die Rinderfilets mit dem gebratenen Spargel servieren.

GEBACKENE SEEZUNGE MIT ARTISCHOCKEN UND OLIVEN

Zubereitungszeit: 15 Minuten

Kochzeit: 20 Minuten

Dosierung für 4 Personen

Zutaten:

Seezunge: 4 Filets (je ca. 200g)

Artischocken: 4 Herzen, gereinigt und in Scheiben geschnitten

Schwarze Oliven: 1/2 Tasse,

entsteinen und in Scheiben schneiden

Knoblauch: 3 Zehen, fein gehackt

Frische Petersilie:

2 Esslöffel, fein gehackt

Trockener Weißwein: 1/4 Tasse

Extra natives Olivenöl: 4 Esslöffel

Salz und Pfeffer nach Geschmack 6.

Vorbereitung:

Den Backofen auf 180°C vorheizen. In einer Pfanne zwei Esslöffel Olivenöl erhitzen und die gehackten Knoblauchzehen und geschnittenen Artischocken hinzufügen. Kochen, bis die Artischocken weich sind. Die entkernten Oliven und die gehackte frische Petersilie hinzufügen und mit dem Weißwein vermischen. Lassen Sie den Alkohol verdunsten. Die Seezungenfilets auf ein leicht mit Olivenöl gefettetes Backblech legen. Mit Salz und Pfeffer würzen. Die Artischocken-Oliven-Wein-Mischung über die Filets gießen. Decken Sie die Pfanne mit Folie ab und backen Sie sie etwa 15 bis 20 Minuten lang oder bis die Seezunge gar ist und sich leicht mit einer Gabel ablösen lässt. Servieren Sie die gebackene Seezunge mit Artischocken und Oliven heiß, begleitet von einer Beilage Ihrer Wahl.

HÜHNERROLLEN MIT SPARGEL UND KÄSE

Zubereitungszeit: 20 Minuten

Kochzeit: 25 Minuten

Dosierung für 4 Personen

Zutaten:

Hähnchenbrust: 4 dünne Scheiben

Spargel: 16 Tipps,

sauber und blanchiert

Schnittkäse (Typ

Provola oder Fontina): 4 Scheiben

Extra Olivenöl

jungfräulich: 4 EL

Salz und Pfeffer nach Geschmack

Vorbereitung:

Den Backofen auf 180°C vorheizen. Auf jede Hähnchenbrustscheibe eine Scheibe Käse legen. Auf jede Käsescheibe 4 Spargelspitzen geben. Die Hähnchenbrustscheiben um den Spargel und den Käse rollen, sodass Rollen entstehen. Befestigen Sie die Rollen mit Zahnstochern. Erhitzen Sie das Olivenöl in einer beschichteten Pfanne bei mittlerer bis hoher Hitze. Die Hähnchenröllchen von allen Seiten goldbraun anbraten. Legen Sie die Brötchen auf ein Backblech und backen Sie sie etwa 15 bis 20 Minuten lang oder bis das Hähnchen gar ist. Vor dem Servieren Zahnstocher entfernen. Vor dem Servieren können Sie nach Belieben Salz und Pfeffer hinzufügen.

GEMISCHTES GEGRILLTES GEMÜSE MIT HÄHNCHENBRUST

Zubereitungszeit: 20 Minuten

Kochzeit: 15 Minuten

Dosierung für 4 Personen

Zutaten:

Hähnchenbrust: 4 Filets

Zucchini: 2, in lange Scheiben geschnitten

Paprika (rot, gelb, grün):

2, in Streifen schneiden

Aubergine: 1, in Scheiben geschnitten

Pilze: 200g, in Scheiben geschnitten

Extra natives Olivenöl: 4 Esslöffel

Knoblauch: 2 Zehen, fein gehackt

Frische Petersilie:

2 Esslöffel, fein gehackt

Salz und Pfeffer nach Geschmack

 Vorbereitung:

Erhitzen Sie einen Grill oder eine Grillpfanne bei mittlerer bis hoher Hitze. Die Hähnchenbrustfilets mit Olivenöl, gehacktem Knoblauch, Petersilie, Salz und Pfeffer würzen. Grillen Sie die Hähnchenfilets etwa 6 bis 8 Minuten pro Seite oder bis sie gar sind und schöne Streifen haben. In der Zwischenzeit das mit Olivenöl, Salz und Pfeffer gewürzte Gemüse ebenfalls etwa 4–5 Minuten pro Seite grillen oder bis es zart und leicht goldbraun ist. Als Beilage gegrillte Hähnchenbrust mit gegrilltem Mischgemüse servieren.

KABELJAU MIT ARTISCHOCKEN UND TOMATEN

Zubereitungszeit: 20 Minuten

Kochzeit: 25 Minuten

Dosierung für 4 Personen

Zutaten:

Kabeljaufilets: 4 Stück,

eingeweicht und gereinigt (je ca. 200g)

Artischocken: 4 Herzen, gereinigt und in Spalten geschnitten

Kirschtomaten: 200 g, halbiert

Knoblauch: 3 Zehen, fein gehackt

Frische Petersilie:

2 Esslöffel, fein gehackt

Trockener Weißwein: 1/4 Tasse

Extra natives Olivenöl: 4 Esslöffel

Salz und Pfeffer nach Geschmack

Vorbereitung:

In einer großen Pfanne zwei Esslöffel Olivenöl erhitzen und die gehackten Knoblauchzehen hinzufügen. Die gehackten Artischockenherzen und Kirschtomaten hinzufügen. Bei mittlerer bis niedriger Hitze kochen, bis die Artischocken weich werden und die Kirschtomaten beginnen, ihren Saft abzugeben. Den Weißwein dazugeben und den Alkohol verdunsten lassen. In einer anderen Pfanne die restlichen zwei Esslöffel Olivenöl erhitzen und die Kabeljaufilets von beiden Seiten goldbraun braten. Die Kabeljaufilets mit den Artischocken und Kirschtomaten in die Pfanne geben. Mit gehackter frischer Petersilie bestreuen und mit Salz und Pfeffer würzen. Bei mittlerer Hitze weitere 5 bis 7 Minuten weitergaren, oder bis der Fisch vollständig gegart und das Gemüse zart ist. Servieren Sie den Kabeljau mit Artischocken und Kirschtomaten heiß, begleitet von knusprigem Brot oder einer Beilage Ihrer Wahl.

KALBSSCHNITZEL MIT SPARGEL UND ZITRONE

Zubereitungszeit: 15 Minuten

Kochzeit: 15 Minuten

Dosierung für 4 Personen

Zutaten:

Kalbsmuscheln: 8 Stück, dünn

Spargel: 20 Tipps,

putzen und halbieren

Zitrone: 1, Saft und

abgeriebene Schale

Rinderbrühe: 1/2 Tasse

Mehl: 4 Esslöffel

Butter: 4 Esslöffel

Salz und Pfeffer nach Geschmack

Vorbereitung:

Die Kalbsschnitzel salzen, pfeffern und im Mehl wenden. In einer großen Pfanne die Butter bei mittlerer bis hoher Hitze schmelzen. Fügen Sie die Kalbsschnitzel hinzu und braten Sie sie auf jeder Seite 2/3 Minuten lang oder bis sie goldbraun sind. Die Jakobsmuscheln aus der Pfanne nehmen und beiseite stellen. In die gleiche Pfanne die Spargelspitzen geben und 3/4 Minuten anbraten, bis sie weich sind. Den Zitronensaft und die abgeriebene Schale sowie die Fleischbrühe hinzufügen. Legen Sie die Jakobsmuscheln wieder in die Pfanne und kochen Sie sie weitere 2/3 Minuten lang, damit sie mit der Soße aromatisch werden. Die Kalbsschnitzel mit der scharfen Spargel-Zitronen-Sauce servieren.

LACHS IN MANDELKRUSTE MIT GEDÜNSTETEN ARTISCHOCKEN

Zubereitungszeit: 15 Minuten

Kochzeit: 20 Minuten

Dosierung für 4 Personen

Zutaten:

Lachsfilets: 4 Stück

(ca. 200g pro Stück)

Gehackte Mandeln: 1/2 Tasse

Frische Petersilie:

2 Esslöffel, fein gehackt

Abgeriebene Zitronenschale: von 1 Zitrone

Extra natives Olivenöl: 4 Esslöffel

Artischocken: 4, gereinigt und in Scheiben geschnitten

Zitronensaft: von 1 Zitrone

Salz und Pfeffer nach Geschmack

Vorbereitung:

Den Backofen auf 200°C vorheizen. In einer Schüssel die gehackten Mandeln, die gehackte frische Petersilie und die abgeriebene Zitronenschale vermischen. Die Lachsfilets leicht mit etwas Olivenöl bestreichen. Die Mandelkruste gleichmäßig über die Lachsfilets streuen. Die Lachsfilets auf ein mit Backpapier ausgelegtes Backblech legen. Im Ofen etwa 12/15 Minuten backen oder bis der Lachs gar ist und die Kruste goldbraun ist. In der Zwischenzeit einen Topf mit leicht gesalzenem Wasser zum Kochen bringen. Die geschnittenen Artischocken dazugeben und etwa 8/10 Minuten lang dünsten, bis sie weich sind. Abgießen und mit Zitronensaft, Salz und Pfeffer würzen. Servieren Sie den Lachs in der Mandelkruste mit den gedünsteten Artischocken als Beilage.

GEMISCHTE FLEISCHBÄLLCHEN MIT ZUCCHINNEN UND KAROTTEN

Zubereitungszeit: 20 Minuten

Kochzeit: 25 Minuten

Dosierung für 4 Personen

Zutaten:

Gemischten Hackfleisch

(Rind- und Schweinefleisch): 500g

Zucchini: 2 mittelgroß, gerieben

Karotten: 2 mittelgroß, gerieben

Eier: 2

Semmelbrösel: 1/2 Tasse

Geriebener Käse: 1/4 Tasse

Frische Petersilie:

2 Esslöffel, fein gehackt

Knoblauch: 2 Zehen, fein gehackt

Salz und Pfeffer nach Geschmack

Natives Olivenöl extra:

um die Pfanne einzufetten

Vorbereitung:

Den Backofen auf 200 °C vorheizen und ein Backblech leicht mit Olivenöl einfetten. In einer großen Schüssel Rinderhackfleisch, geriebene Zucchini, geriebene Karotten, Eier, Semmelbrösel, geriebenen Käse, gehackte frische Petersilie, gehackten Knoblauch, Salz und Pfeffer vermengen. Mit den Händen Fleischbällchen formen und auf das vorbereitete Backblech legen. Im vorgeheizten Ofen etwa 20/25 Minuten backen oder bis die Fleischbällchen goldbraun und vollständig gegart sind. Servieren Sie die gemischten Fleischbällchen mit scharfen Zucchini und Karotten je nach Wunsch als Hauptgericht oder Beilage.

GEGRILLTER SCHWERTFISCH MIT SPARGEL UND ZITRONENSAUCE

Zubereitungszeit: 15 Minuten

Kochzeit: 10/12 Minuten

Dosierung für 4 Personen

Zutaten:

Schwertfischfilets: 4 Stück

(ca. 200g pro Stück)

Spargel: 1 Bund,

gereinigt und halbiert

Zitrone: 2, eine für Saft

und eine in Scheiben geschnitten, um sie zu dekorieren

Extra Olivenöl

jungfräulich: 4 EL

Salz und Pfeffer nach Geschmack

Vorbereitung:

Den Grill auf mittlere bis hohe Hitze vorheizen. Die Schwertfischfilets mit Olivenöl, Zitronensaft, Salz und Pfeffer bestreichen. Grillen Sie den Schwertfisch etwa 4–6 Minuten pro Seite oder bis er gar und leicht goldbraun ist. Während der Schwertfisch kocht, grillen Sie den Spargel mit etwas Olivenöl, Salz und Pfeffer etwa 6 bis 8 Minuten lang, bis er weich und leicht verkohlt ist. Bereiten Sie die Zitronensauce zu, indem Sie den restlichen Zitronensaft mit etwas Olivenöl, Salz und Pfeffer nach Ihrem Geschmack vermischen. Sobald Sie fertig sind, servieren Sie den gegrillten Schwertfisch mit Spargel und Zitronensauce. Nach Belieben mit Zitronenscheiben und frischer Petersilie dekorieren.

SCHWEINEBRATEN MIT ARTISCHOCKEN UND SÜSSKARTOFFELN

Zubereitungszeit: 20 Minuten

Kochzeit: 1 Stunde und 30 Minuten

Dosierung für 4 Personen

Zutaten:

Schweinebraten: 1 kg

Artischocken: 4, gereinigt und in Stücke geschnitten

Süßkartoffeln: 3 mittelgroß,

geschält und in Stücke geschnitten

Knoblauch: 4 Zehen, fein gehackt

Frischer Rosmarin: 2 Zweige

Hühnerbrühe: 1 Tasse

Extra natives Olivenöl: 4 Esslöffel

Salz und Pfeffer nach Geschmack

Vorbereitung:

Den Backofen auf 180°C vorheizen. Die Oberfläche des Schweinebratens flach einschneiden und die Knoblauchzehen und Rosmarinzweige hineinstecken. Den Schweinebraten mit Olivenöl bestreichen und mit Salz und Pfeffer würzen. Legen Sie den Schweinebraten auf ein Backblech und verteilen Sie die Artischockenstücke und Süßkartoffeln darum. Die Hühnerbrühe in den Bräter gießen. Decken Sie die Form mit Folie ab und backen Sie sie etwa 1 Stunde lang im Ofen. Entfernen Sie die Folie und kochen Sie das Schweinefleisch weitere 30 Minuten lang oder bis es gebräunt und durchgegart ist. Sobald der Schweinebraten fertig ist, lassen Sie ihn einige Minuten ruhen, bevor Sie ihn in Scheiben schneiden. Den Schweinebraten mit Artischocken und Süßkartoffeln als Beilage servieren.

GESCHNETZELTES RINDFLEISCH MIT RUCOLA UND KIRSCHTOMATEN

Zubereitungszeit: 15 Minuten

Kochzeit: 10/15 Minuten

Dosierung für 4 Personen

Zutaten:

Rindfleisch (pro Stück):

4 Stück, je ca. 200g

Rucola: 100g

Kirschtomaten:

200g, halbiert

50g Parmesan, gerieben

Extra Olivenöl

jungfräulich: 4 EL

Zitronensaft: von 1 Zitrone

Salz und Pfeffer nach Geschmack

Vorbereitung:

Grill oder beschichtete Pfanne bei mittlerer bis hoher Hitze vorheizen. Die Rindfleischstücke mit Salz, Pfeffer und einem Schuss Olivenöl würzen. Die Rindfleischstücke je nach Dicke und gewünschtem Gargrad etwa 3–5 Minuten pro Seite grillen. Während das Rindfleisch kocht, in einer großen Schüssel den Rucola mit den halbierten Kirschtomaten vermischen. Rucola und Kirschtomaten mit Olivenöl, Zitronensaft, Salz und Pfeffer würzen. Sobald das Fleisch gar ist, lassen Sie es einige Minuten ruhen, bevor Sie es in Scheiben schneiden. Schneiden Sie das Rindfleisch in Scheiben und legen Sie die Scheiben auf ein Bett aus Rucola und Kirschtomaten. Abgerundet mit einer großzügigen Prise geriebenem Parmesan. Servieren Sie das geschnittene Rindfleisch mit Rucola und Kirschtomaten heiß, auf Wunsch mit knusprigem Brot.

WOLFSBARSCH IN PAPIER MIT SPARGEL UND OLIVEN

Zubereitungszeit: 15 Minuten

Kochzeit: 20/25 Minuten

Dosierung für 4 Personen

Zutaten:

Ganzer Wolfsbarsch: 2 (ca. 500 g).

jeweils), sauber und skaliert

Spargel: 1 Bund, gereinigt und in Stücke geschnitten

Schwarze Oliven: 1/2 Tasse, entkernt

Kirschtomaten: 200 g, halbiert

Knoblauch: 4 Zehen, fein gehackt

Frische Petersilie: 2

Löffel, fein gehackt

Trockener Weißwein: 1/4 Tasse

Extra natives Olivenöl: 4 Esslöffel

Salz und Pfeffer nach Geschmack

Vorbereitung:

Den Backofen auf 200°C vorheizen. Schneiden Sie zwei große Blätter Backpapier aus und legen Sie jeweils einen Wolfsbarsch darauf. Füllen Sie das Innere jedes Wolfsbarsches mit Spargel, Oliven, Kirschtomaten, Knoblauch und Petersilie. Den Wolfsbarsch innen und außen mit Salz, Pfeffer, einem Schuss Olivenöl und etwas Weißwein würzen. Verschließen Sie die Pakete und verschließen Sie sie gut. Legen Sie die Päckchen auf ein Backblech und garen Sie sie im vorgeheizten Ofen etwa 20–25 Minuten lang oder bis der Wolfsbarsch gar und das Gemüse zart ist. Sobald Sie fertig sind, öffnen Sie vorsichtig die Folie und servieren Sie den in Folie gegarten Wolfsbarsch mit Spargel und Oliven direkt auf dem Backpapier.

PUTENBRUST MIT ARTISCHOCKEN UND GETROCKNETEN TOMATEN

Zubereitungszeit: 15 Minuten

Kochzeit: 25/30 Minuten

Dosierung für 4 Personen

Zutaten:

Putenbrust: 4 dünne Scheiben

Artischocken: 4 Herzen davon

Artischocke, in Spalten geschnitten

Getrocknete Tomaten: 1/2 Tasse,

in dünne Streifen schneiden

Hühnerbrühe: 1 Tasse

Knoblauch: 2 Zehen, fein gehackt

Frischer Thymian: 1 Esslöffel, fein gehackt

Extra natives Olivenöl: 4 Esslöffel

Salz und Pfeffer nach Geschmack

Vorbereitung:

Den Backofen auf 180°C vorheizen. In einer Pfanne etwas Olivenöl erhitzen und den gehackten Knoblauch hinzufügen. Artischockenherzen und getrocknete Tomaten dazugeben und einige Minuten anbraten. Die Hühnerbrühe hinzufügen und bei mittlerer Hitze etwa 5–7 Minuten kochen, bis die Artischocken weich sind. In der Zwischenzeit die Putenbrustscheiben mit Salz, Pfeffer und frischem Thymian würzen. Die Putenbrustscheiben auf ein leicht gefettetes Backblech legen. Artischocken, getrocknete Tomaten und Kochbrühe gleichmäßig auf der Putenbrust verteilen. Decken Sie die Bratpfanne mit Aluminiumfolie ab und garen Sie sie etwa 20 bis 25 Minuten lang im Ofen, oder bis der Truthahn gar und zart ist. Servieren Sie die Putenbrust mit Artischocken und getrockneten Tomaten heiß, begleitet von Beilagen Ihrer Wahl.

GEDÄMPFTER FISCH MIT KNUSPRIGEM GEMÜSE

Zubereitungszeit: 20 Minuten

Kochzeit: 15 Minuten

Dosierung für 4 Personen

Zutaten:

Fischfilets nach Wahl: 4 Stück

(Lachs, Wolfsbarsch, Seezunge usw.)

Spargel: 1 Bund, gereinigt und in Stücke geschnitten

Karotten: 2 mittelgroß, geschält

und in dünne Stifte schneiden

Zucchini: 2 mittelgroß, in dünne Stifte geschnitten

Sellerie: 2 Stangen, in dünne Stifte geschnitten, Sojasauce: 2 Esslöffel

Frischer Ingwer: 1 Esslöffel, gerieben

Zitronensaft: von 1 Zitrone

Sesamöl: 1 EL

Salz und Pfeffer nach Geschmack

Vorbereitung:

In einem Dampfgarer Wasser zum Kochen bringen. Die Fischfilets mit Salz, Pfeffer, Zitronensaft und geriebenem Ingwer würzen. Legen Sie die Fischfilets und das vorbereitete Gemüse auf das Dampfgarblech. Stellen Sie das Blech in den Dampfgarer und decken Sie es mit dem Deckel ab. Etwa 10–12 Minuten lang dampfgaren, bis der Fisch gar ist und das Gemüse zart, aber knackig ist. Bereiten Sie in der Zwischenzeit die Sauce zu, indem Sie Sojasauce und Sesamöl vermischen. Sobald Sie fertig sind, servieren Sie den gedämpften Fisch mit dem knackigen Gemüse, begleitet von Sojasauce und Sesamöl.

FLEISCH NACH PIZZAIOLA-ART MIT SPARGEL UND PAPRIKA

Zubereitungszeit: 15 Minuten

Kochzeit: 25/30 Minuten

Dosierung für 4 Personen

Zutaten:

Kalbsscheiben:

4 Stück, je ca. 150g

Geschälte Tomaten: 400 g, zerdrückt

Paprika: 2 große, in Streifen geschnitten

Spargel: 200g, geputzt und in Stücke geschnitten

Zwiebel: 1 große, in Scheiben geschnitten

Knoblauch: 3 Zehen, fein gehackt

Getrockneter Oregano: 1 Teelöffel

Extra natives Olivenöl: 4 Esslöffel

Salz und Pfeffer nach Geschmack

Vorbereitung:

Den Backofen auf 180°C vorheizen. Das Olivenöl in einer großen Pfanne erhitzen und den Knoblauch und die Zwiebel goldbraun braten. Paprika und Spargel hinzufügen und etwa 5 Minuten kochen lassen. Die zerdrückten geschälten Tomaten, Oregano, Salz und Pfeffer hinzufügen. Gut vermischen und weitere 10 Minuten bei mittlerer bis niedriger Hitze kochen lassen. In der Zwischenzeit die Fleischscheiben mit Salz und Pfeffer würzen. Die Fleischscheiben auf ein leicht gefettetes Backblech legen. Tomatensauce mit Paprika und Spargel darübergießen. Decken Sie die Pfanne mit Aluminiumfolie ab und garen Sie sie etwa 20 bis 25 Minuten lang im Ofen, oder bis das Fleisch gar und zart ist. Sobald Sie fertig sind, servieren Sie die Fleischpizzaiola mit Spargel und Paprika scharf, begleitet von Beilagen Ihrer Wahl.

THUNFISCHSCHEIBEN MIT SPARGEL UND ZITRUS-SAUCE

Zubereitungszeit: 15 Minuten

Kochzeit: 10/12 Minuten

Dosierung für 4 Personen

Zutaten:

Frische Thunfischsteaks: 4 Stück,

jeweils ca. 150g

Spargel: 1 Bund, gereinigt und in Stücke geschnitten

Abgeriebene Zitronenschale: von 1 Zitrone

Orangensaft: aus 2 Orangen

Zitronensaft: von 1 Zitrone

Frischer Ingwer: 1 Teelöffel, gerieben

Knoblauch: 2 Zehen, fein gehackt

Extra natives Olivenöl: 4 Esslöffel

Salz und Pfeffer nach Geschmack

Vorbereitung:

In einer Schüssel Orangensaft, Zitronensaft, abgeriebene Zitronenschale, geriebenen Ingwer, gehackten Knoblauch, Salz und Pfeffer vermischen. Die Thunfischsteaks in die Marinade legen und mindestens 30 Minuten im Kühlschrank marinieren lassen. Das Olivenöl in einer beschichteten Pfanne erhitzen und den Spargel hinzufügen. Etwa 5 Minuten kochen, bis es zart, aber knusprig ist. Fügen Sie die marinierten Thunfischsteaks hinzu und kochen Sie sie etwa 2–3 Minuten pro Seite oder bis der Thunfisch gar, aber innen noch rosa ist. Nach dem Garen servieren Sie das Thunfischsteak mit Spargel und scharfer Zitrussauce, dazu je nach Geschmack Reis oder Kartoffeln.

HUHNERCURRY MIT SPARGEL UND PAPRIKA

Zubereitungszeit: 15 Minuten

Kochzeit: 25/30 Minuten

Dosierung für 4 Personen

Zutaten:

Hähnchenbrust: ca. 4 Filets

Jeweils 150g in Würfel schneiden

Spargel: 150 g geputzt und in Stücke geschnitten

Paprika: 2 große, in Streifen geschnitten

Zwiebel: 1 große, in Scheiben geschnitten

Knoblauch: 3 Zehen, fein gehackt

Kurkumapulver: 1 Teelöffel

Currypulver: 2 Teelöffel

Kokosmilch: 1 Dose (400 ml)

Hühnerbrühe: 1 Tasse

Extra natives Olivenöl: 4 Esslöffel

Salz und Pfeffer nach Geschmack

Vorbereitung:

Das Olivenöl in einer großen Pfanne bei mittlerer Hitze erhitzen. Den Knoblauch und die Zwiebel dazugeben und goldbraun anbraten. Paprika und Spargel hinzufügen und etwa 5 Minuten kochen lassen. Die Hähnchenwürfel dazugeben und goldbraun braten. Kurkuma und Currypulver hinzufügen und gut vermischen, um die Gewürze gleichmäßig zu verteilen. Hühnerbrühe und Kokosmilch in die Pfanne gießen. Zum Kochen bringen, die Hitze reduzieren und etwa 15 bis 20 Minuten köcheln lassen, oder bis das Huhn gar und das Gemüse zart ist. Salz und Pfeffer je nach Geschmack anpassen. Servieren Sie das Hühnercurry mit Spargel und Paprika scharf, begleitet von Basmatireis.

GEBACKENE FORELLE MIT ARTISCHOCKEN UND KAPERN

Zubereitungszeit: 15 Minuten

Kochzeit: 20/25 Minuten

Dosierung für 4 Personen

Zutaten:

Ganze Forelle: 4, gereinigt und entschuppt

Artischocken: 4 Herzen davon

Artischocke, in Spalten geschnitten

Kapern: 4 Esslöffel, abgespült

Zitrone: 1, in dünne Scheiben schneiden

Frische Petersilie:

4 Esslöffel, fein gehackt

Knoblauch: 4 Zehen, fein gehackt

Trockener Weißwein: 1/2 Tasse

Extra natives Olivenöl: 4 Esslöffel

Salz und Pfeffer nach Geschmack

Vorbereitung:

Den Backofen auf 200°C vorheizen. Schneiden Sie die Seite der Forelle ein und legen Sie Zitronenscheiben und Kapern in die Einschnitte. In einer Schüssel den gehackten Knoblauch, die frische Petersilie, Salz und Pfeffer vermischen. Füllen Sie die Forelle mit dieser Knoblauch-Petersilien-Mischung. Ordnen Sie die Artischockenherzen rund um die Forelle auf dem Backblech an. Den trockenen Weißwein über den Fisch und die Artischocken gießen. Bestreuen Sie alles mit einem Schuss nativem Olivenöl extra. Etwa 20–25 Minuten backen, oder bis der Fisch gar und das Gemüse zart ist. Sobald Sie fertig sind, servieren Sie die gebackene Forelle mit Artischocken und Kapern heiß, begleitet von Beilagen Ihrer Wahl.

SPARGEL-SPECK-OMELETTE

Zubereitungszeit: 10 Minuten

Kochzeit: 15 Minuten

Dosierung für 4 Personen

Zutaten:

Eier: 8

Spargel: 150 g geputzt

und in Stücke schneiden

Speck: 100 g, in Würfel geschnitten

Geriebener Käse (Parmesan

oder Pecorino): 1/2 Tasse

Zwiebel: 1, gehackt

Frische Petersilie:

2 Esslöffel, fein gehackt

Extra natives Olivenöl: 2 Esslöffel

Salz und Pfeffer nach Geschmack

Vorbereitung:

In einer beschichteten Pfanne das Olivenöl erhitzen und Speck und Zwiebeln hinzufügen. Anbraten, bis der Speck knusprig und die Zwiebel glasig ist. Den Spargel dazugeben und etwa 5–7 Minuten kochen, bis er weich wird. In einer Schüssel die Eier mit geriebenem Käse, frischer Petersilie, Salz und Pfeffer verquirlen. Gießen Sie die Eiermischung über den Spargel und den Speck in der Pfanne. Bei mittlerer bis niedriger Hitze etwa 10 Minuten kochen lassen oder bis die Eier vollständig fest sind. Wenn das Omelett fertig ist, auf einen Servierteller gleiten lassen und heiß oder bei Zimmertemperatur servieren. In Spalten schneiden und servieren.

RINDSCHEIBEN MIT ARTISCHOCKEN UND BALSAMICO-ESSIG-SAUCE

Zubereitungszeit: 15 Minuten

Kochzeit: 15 Minuten

Dosierung für 4 Personen

Zutaten:

Rindfleischscheiben (in Scheiben geschnitten, Lendenstück):

4 Stück, je ca. 150g

Artischocken: 4 Artischockenherzen, in Spalten geschnitten

Balsamico-Essig: 4 Esslöffel

Rinderbrühe: 1/2 Tasse

Knoblauch: 2 Zehen, fein gehackt

Frischer Rosmarin: 2 Zweige, fein gehackt

Extra natives Olivenöl: 4 Esslöffel

Salz und Pfeffer nach Geschmack

Vorbereitung:

Das Olivenöl in einer beschichteten Pfanne erhitzen. Den gehackten Knoblauch hinzufügen und leicht anbraten. Fügen Sie die Rindfleischscheiben hinzu und kochen Sie sie etwa 3/4 Minuten pro Seite oder bis der gewünschte Gargrad erreicht ist. Salz und Pfeffer nach Geschmack. Die Rindfleischscheiben aus der Pfanne nehmen und beiseite stellen. In die gleiche Pfanne die Artischockenherzen geben und etwa 5 Minuten anbraten, bis sie weich sind. Die Rinderbrühe und den Balsamico-Essig in die Pfanne geben und etwa 2 bis 3 Minuten kochen lassen, bis die Flüssigkeit leicht reduziert ist. Den frischen Rosmarin dazugeben und mit Salz und Pfeffer abschmecken. Servieren Sie die Rindfleischscheiben mit den Artischocken und der Balsamico-Essigsauce heiß, begleitet von Beilagen Ihrer Wahl.

GARNELEN SPARGEL SPIESSE IN SCHINKEN UMWICKELT

Zubereitungszeit: 15 Minuten

Kochzeit: 8/10 Minuten

Dosierung für 4 Personen

Zutaten:

Frische Garnelen: 16, geschält und gereinigt

Spargel: 16 Tipps

Rohschinkenscheiben: 8, geschnitten halbieren, sodass 16 Streifen entstehen

Extra natives Olivenöl: 2 Esslöffel

Zitronensaft: 2 Esslöffel

Salz und Pfeffer nach Geschmack

Vorbereitung:

Backofengrill oder Grill vorheizen. Jede Spargelspitze mit einem Streifen Schinken umwickeln. Jeweils 4 mit Schinken umwickelte Spargelspitzen und 4 Garnelen abwechselnd auf jeden Spieß stecken. Die Spieße auf ein mit Backpapier ausgelegtes Backblech legen. Die Spieße mit Olivenöl, Zitronensaft, Salz und Pfeffer würzen. Die Spieße im Ofengrill oder auf dem Grill etwa 8–10 Minuten garen und dabei nach der Hälfte der Garzeit wenden, bis die Garnelen rosa und der Spargel zart sind. Nach dem Garen servieren Sie die Garnelen- und Spargelspieße heiß, begleitet von einer Sauce Ihrer Wahl oder frischen Beilagen.

SEABACHES IN SALZKRUSTE MIT ARTISCHOCKEN UND INGWER

Zubereitungszeit: 20 Minuten

Kochzeit: 30/35 Minuten

Dosierung für 4 Personen

Zutaten:

2 ganze Wolfsbarsche, gereinigt

Grobes Salz: 2 kg

Artischocken: 4 Artischockenherzen, in Viertel geschnitten

Frischer Ingwer: 2 Esslöffel, gerieben

Zitrone: 1, in dünne Scheiben schneiden

Frische Petersilie: 4 Esslöffel, fein gehackt

Knoblauch: 4 Zehen, fein gehackt

Extra natives Olivenöl: 4 Esslöffel

Salz und Pfeffer nach Geschmack

Vorbereitung:

Den Backofen auf 200°C vorheizen. In einer Schüssel das grobe Salz mit dem Wasser vermischen, bis eine sandige Konsistenz entsteht. Den Bauch des Wolfsbarsches mit Zitronenscheiben, geriebenem Ingwer, gehacktem Knoblauch und Petersilie füllen. Die Hälfte der Salzmischung auf ein Backblech geben und den Wolfsbarsch darauf legen. Bedecken Sie den Wolfsbarsch mit dem restlichen Salz und drücken Sie ihn leicht an, um eine gleichmäßige Kruste zu bilden. Im Ofen etwa 30–35 Minuten backen oder bis die Salzkruste hart und golden wird. In der Zwischenzeit das Olivenöl in einer Pfanne erhitzen und die Artischockenviertel mit geriebenem Ingwer und gehacktem Knoblauch etwa 10–15 Minuten lang anbraten, bis sie weich und goldbraun sind. Servieren Sie den Wolfsbarsch in einer heißen Salzkruste, begleitet von den Artischocken und gewürzt mit nativem Olivenöl extra und frischer Petersilie.

KALBKOTELETTES MIT SPARGEL UND ZITRONE

Zubereitungszeit: 15 Minuten

Kochzeit: 15/20 Minuten

Dosierung für 4 Personen

Zutaten:

Kalbsschnitzel: 4 Stück

jeweils ca. 200g

Spargel: 1 Bund,

gereinigt und in Stücke geschnitten

Zitrone: 1, in dünne Scheiben schneiden

Mehl: nach Geschmack

Eier: 2, geschlagen

Semmelbrösel: nach Geschmack

Butter: 4 Esslöffel

Extra natives Olivenöl: 2 Esslöffel

Salz und Pfeffer nach Geschmack

Vorbereitung:

Bereiten Sie drei Gerichte zu: eines mit Mehl, eines mit den verquirlten Eiern und eines mit den Semmelbröseln. Die Kalbsschnitzel zuerst im Mehl, dann in den verquirlten Eiern und zum Schluss in den Semmelbröseln wenden, dabei darauf achten, dass sie gleichmäßig bedeckt sind. Butter und Olivenöl in einer beschichteten Pfanne bei mittlerer bis hoher Hitze erhitzen. Die panierten Koteletts dazugeben und auf jeder Seite etwa 5–7 Minuten braten, bis sie goldbraun und gleichmäßig gegart sind. Während der letzten 2 Minuten des Garvorgangs den Spargel und die Zitronenscheiben in die Pfanne um die Schnitzel geben und kochen, bis der Spargel zart und die Zitrone leicht karamellisiert ist. Salz und Pfeffer je nach Geschmack anpassen. Sobald Sie fertig sind, servieren Sie die Kalbsschnitzel mit scharfem Spargel und Zitrone, begleitet von Beilagen Ihrer Wahl.

BARSCH MIT ARTISCHOCKEN UND SCHWARZEN OLIVEN

Zubereitungszeit: 15 Minuten

Kochzeit: 20/25 Minuten

Dosierung für 4 Personen

Zutaten:

Barschfilets: 4 Stück

jeweils ca. 150g

Artischocken: 4 Artischockenherzen, in Spalten geschnitten

Schwarze Oliven: 1/2 Tasse, entkernt

Geschälte Tomaten: 400 g, gewürfelt

Knoblauch: 3 Zehen, fein gehackt

Trockener Weißwein: 1 Glas

Frische Petersilie:

4 Esslöffel, fein gehackt

Extra natives Olivenöl: 4 Esslöffel

Salz und Pfeffer nach Geschmack

Vorbereitung:

Den Backofen auf 180°C vorheizen. In einer Pfanne das Olivenöl erhitzen und den gehackten Knoblauch hinzufügen. Leicht braun. Fügen Sie die Artischocken hinzu und kochen Sie sie etwa 5 Minuten lang, bis sie leicht goldbraun sind. Fügen Sie die schwarzen Oliven und geschälten Tomaten hinzu. Gut mischen. Den trockenen Weißwein hinzufügen und weitere 5 Minuten kochen lassen. Die Eglifilets in einer Backform anrichten und mit der Artischocken-Oliven-Tomaten-Mischung bestreuen. Im vorgeheizten Ofen etwa 15 bis 20 Minuten backen oder bis der Fisch gar ist und sich mit einer Gabel leicht zerteilen lässt. Vor dem Servieren den Barsch mit gehackter frischer Petersilie bestreuen. Servieren Sie den Barsch mit Artischocken und schwarzen Oliven heiß, begleitet von Beilagen Ihrer Wahl.

NEBENREZEPTE

GEGRILLTER GEMÜSESALAT MIT FETA UND ZITRONENVINAIGRETTE

Zubereitungszeit: 20 Minuten

Kochzeit: 15 Minuten

Dosierung für: 4 Personen

Zutaten:

2 mittelgroße Zucchini, in Scheiben geschnitten

1 rote Paprika, in Scheiben geschnitten

1 rote Zwiebel, in Scheiben geschnitten

150g Feta, zerbröckelt

Für die Vinaigrette:

2 Esslöffel Olivenöl

1 Esslöffel Zitronensaft

1 Teelöffel Honig

Salz und Pfeffer nach Geschmack

Vorbereitung

Den Grill auf mittlere Hitze vorheizen. Das Gemüse leicht mit Olivenöl bestreichen. Grillen Sie das Gemüse 3-4 Minuten pro Seite oder bis es weich und leicht verkohlt ist. Das gegrillte Gemüse in eine Schüssel geben. In einer kleinen Schüssel Olivenöl, Zitronensaft, Honig, Salz und Pfeffer verrühren. Die Vinaigrette über das Gemüse gießen und mit dem Feta garnieren. Für einen rauchigeren Geschmack können Sie Gemüse auf einem Holzkohle- oder Gasgrill grillen.

GERÖSTETER ROSENKOHL MIT HONIG UND SRIRACHA

Zubereitungszeit: 10 Minuten

Kochzeit: 25 Minuten

Dosierung für: 4 Personen

Zutaten:

500 g Rosenkohl,

in Hälften schneiden

2 Esslöffel Olivenöl

1 Esslöffel Honig

1 Esslöffel Sriracha

Salz und Pfeffer nach Geschmack

Vorbereitung

Den Backofen auf 200°C vorheizen. In einer großen Schüssel den Rosenkohl mit Olivenöl, Honig, Sriracha, Salz und Pfeffer vermengen. Den Rosenkohl auf einem mit Backpapier ausgelegten Backblech verteilen. 20–25 Minuten backen oder bis der Rosenkohl zart und goldbraun ist. Wenn Sie keine Sriracha haben, können Sie diese durch eine andere scharfe Soße ersetzen. Gerösteter Rosenkohl kann heiß oder kalt serviert werden.

GERÖSTETE KAROTTEN MIT THYMIAN UND PARMESAN

Zubereitungszeit: 15 Minuten

Kochzeit: 30 Minuten

Dosierung für: 4 Personen

Zutaten:

500 g Karotten, geschält

und in Stücke schneiden

2 Esslöffel Olivenöl

1 Teelöffel frischer Thymian

Salz und Pfeffer nach Geschmack

2 Esslöffel geriebener Parmesan

Vorbereitung

Den Backofen auf 200°C vorheizen. In einer großen Schüssel die Karotten mit Olivenöl, Thymian, Salz und Pfeffer vermengen. Die Karotten auf einem mit Backpapier ausgelegten Backblech verteilen. 20–25 Minuten backen oder bis die Karotten zart und goldbraun sind. Vor dem Servieren mit geriebenem Parmesan bestreuen. Tipps: Für mehr Geschmack können Sie den Karotten eine Prise Knoblauchpulver oder Zwiebelpulver hinzufügen, bevor Sie sie in den Ofen geben. Wer Käse mag, kann dem Parmesan auch etwas geriebenen Pecorino Romano hinzufügen. Geröstete Karotten eignen sich hervorragend als Beilage zu Hühnchen, Fisch oder Schweinefleisch.

SAUTIERTE GRÜNE BOHNEN MIT KNOBLAUCH UND ZITRONE

Zubereitungszeit: 10 Minuten

Kochzeit: 10 Minuten

Dosierung für: 4 Personen

Zutaten:

450 g grüne Bohnen, geschnitten

2 Esslöffel Olivenöl

2 Knoblauchzehen, gehackt

1 Esslöffel Zitronensaft

Salz und Pfeffer nach Geschmack

Vorbereitung

Das Olivenöl in einer großen Pfanne bei mittlerer bis hoher Hitze erhitzen. Fügen Sie den Knoblauch hinzu und kochen Sie ihn 30 Sekunden lang oder bis er duftet. Fügen Sie die grünen Bohnen hinzu und kochen Sie sie 5–7 Minuten lang oder bis sie weich sind. Den Zitronensaft hinzufügen und eine weitere Minute kochen lassen. Salz und Pfeffer nach Geschmack. Tipps: Für einen schärferen Geschmack können Sie den grünen Bohnen eine Prise Chilipulver hinzufügen. Wer Zitrone mag, kann vor dem Servieren etwas abgeriebene Zitronenschale zu den grünen Bohnen geben. Sautierte grüne Bohnen sind eine tolle Beilage zu Steak oder Lachs.

QUINOA-SALAT MIT GEMÜSE UND FETA

Zubereitungszeit: 20 Minuten

Kochzeit: 15 Minuten

(für die Quinoa) +

Garzeit für Gemüse

Dosierung für: 4 Personen

Zutaten:

100 g Quinoa

200 g Feta

200 g gemischtes Gemüse (z. B.

Tomaten, Gurken, Paprika, Zwiebeln)

Zum Würzen:

3 Esslöffel Olivenöl

1 Esslöffel Zitronensaft

1 Teelöffel getrockneter Oregano

Salz und Pfeffer nach Geschmack

Vorbereitung

Quinoa nach Packungsanleitung kochen. In der Zwischenzeit das Gemüse in kleine Stücke schneiden. In einer großen Schüssel den gekochten Quinoa, das Gemüse und den Feta vermischen. Für das Dressing Olivenöl, Zitronensaft, Oregano, Salz und Pfeffer verrühren, das Dressing über den Salat gießen und gut vermischen. Tipps: Sie können dem Salat nach Belieben weiteres Gemüse hinzufügen. Wenn Sie keinen Feta haben, können Sie ihn durch eine andere Sorte zerbröselten Käse ersetzen. Quinoa-Salat ist ein tolles Gericht für ein Picknick oder Mittagessen bei der Arbeit.

GEDÄMPFTES GEMÜSE MIT TAHINISAUCE

Zubereitungszeit: 15 Minuten

Kochzeit: 10-15 Minuten

Dosierung für: 4 Personen

Zutaten:

500 g gemischtes Gemüse

(Brokkoli, Blumenkohl, Karotten, grüne Bohnen)

Für die Tahinisauce:

1/2 Tasse Tahini

1/4 Tasse Zitronensaft

1/4 Tasse Wasser

2 Knoblauchzehen, gehackt

1 Esslöffel Olivenöl

Salz und Pfeffer nach Geschmack

Vorbereitung

Das Gemüse dämpfen, bis es weich ist. In der Zwischenzeit die Tahini-Sauce zubereiten. In einem Mixer Tahini, Zitronensaft, Wasser, Knoblauch, Olivenöl, Salz und Pfeffer glatt rühren. Servieren Sie das gedünstete Gemüse mit der Tahini-Sauce als Beilage. Tipps: Für dieses Rezept können Sie jede beliebige Gemüsesorte verwenden. Wenn die Tahini-Sauce zu dick ist, können Sie noch etwas Wasser hinzufügen, bis die gewünschte Konsistenz erreicht ist. Gedämpftes Gemüse mit Tahini-Sauce ist eine gesunde, aromatische Beilage, die perfekt zu jeder Mahlzeit passt.

GERÖSTETER FENCHEL MIT ORANGEN UND OLIVEN

Zubereitungszeit: 15 Minuten

Kochzeit: 30 Minuten

Dosierung für: 4 Personen

Zutaten:

3 mittelgroße Fenchel, in Spalten geschnitten

1 Orange, in Scheiben geschnitten

1/2 Tasse entkernte schwarze Oliven

2 Esslöffel Olivenöl

1 Esslöffel Zitronensaft

1 Teelöffel getrockneter Oregano

Salz und Pfeffer nach Geschmack

Vorbereitung

Den Backofen auf 200°C vorheizen. In einer großen Schüssel Fenchel, Orangen, Oliven, Olivenöl, Zitronensaft, Oregano, Salz und Pfeffer vermischen. Die Masse auf einem mit Backpapier ausgelegten Backblech verteilen. 20–25 Minuten backen oder bis der Fenchel weich und leicht gebräunt ist. Tipps: Sie können diesem Rezept weitere Zutaten hinzufügen, beispielsweise Zwiebeln, Paprika oder Tomaten. Wenn Sie einen kräftigeren Geschmack mögen, können Sie den Fenchel vor dem Kochen 30 Minuten lang in Olivenöl, Zitronensaft, Kräutern und Gewürzen marinieren. Gerösteter Fenchel mit Orangen und Oliven ist eine tolle Beilage zu Hühnchen, Fisch oder Schweinefleisch.

GEGRILLTE AUBERGINEN MIT TOMATEN UND MOZZARELLA

Zubereitungszeit: 20 Minuten

Kochzeit: 20 Minuten

Dosierung für: 4 Personen

Zutaten:

2 mittelgroße Auberginen, in Scheiben geschnitten

2 Tomaten, in Scheiben geschnitten

1 Mozzarella, in Scheiben geschnitten

2 Esslöffel Olivenöl

1 Esslöffel gehacktes frisches Basilikum

Salz und Pfeffer nach Geschmack

Vorbereitung

Erhitzen Sie einen Grill bei mittlerer bis hoher Hitze. Die Auberginen mit Olivenöl bestreichen und auf jeder Seite 5–7 Minuten grillen, bis sie weich sind und Grillspuren aufweisen. Die gegrillten Auberginen auf einem Servierteller anrichten. Tomaten, Mozzarella und Basilikum hinzufügen. Mit restlichem Olivenöl, Salz und Pfeffer abschmecken. Tipps: Sie können diesem Rezept weitere Zutaten hinzufügen, beispielsweise gegrillte Zwiebeln, Paprika oder Pilze. Wer Käse mag, kann dem Mozzarella noch etwas geriebenen Parmesan hinzufügen. Gegrillte Auberginen mit Tomaten und Mozzarella sind eine tolle Vorspeise oder Beilage.

SAUTIERTER SPINAT MIT KNOBLAUCH UND CHILI

Zubereitungszeit: 10 Minuten

Kochzeit: 5 Minuten

Dosierung für: 4 Personen

Zutaten:

450 g frischer Spinat

2 Esslöffel Olivenöl

2 Knoblauchzehen, gehackt

1/2 rote Chilischote, gehackt (optional)

Salz und Pfeffer nach Geschmack

Vorbereitung

Den Spinat sorgfältig waschen und gut abtropfen lassen. Das Olivenöl in einer großen Pfanne bei mittlerer Hitze erhitzen. Fügen Sie den Knoblauch und die Chilischote (falls verwendet) hinzu und kochen Sie sie 30 Sekunden lang oder bis sie duften. Den Spinat hinzufügen und 2-3 Minuten kochen lassen, oder bis er zusammengefallen ist. Salz und Pfeffer nach Geschmack. Tipps: Sie können diesem Rezept weitere Zutaten hinzufügen, beispielsweise Zwiebeln, Tomaten oder Pilze. Wenn Sie einen würzigeren Geschmack mögen, können Sie mehr zerkleinerten roten Pfeffer hinzufügen. Sautierter Spinat mit Knoblauch und Chilischoten ist eine tolle Beilage zu Hühnchen, Fisch oder Tofu.

GEFÜLLTE PILZE

Zubereitungszeit: 20 Minuten

Kochzeit: 25 Minuten

Dosierung für: 4 Personen

Zutaten:

400 g große Champignons

1/2 Zwiebel, gehackt

1 Knoblauchzehe, gehackt

100 g Semmelbrösel

50 g Butter

2 Esslöffel Petersilie

frisch gehackt

Salz und Pfeffer nach Geschmack

Vorbereitung

Den Backofen auf 180°C vorheizen. Die Pilze waschen und die Stiele entfernen. In einer großen Pfanne die Butter bei mittlerer Hitze schmelzen. Fügen Sie die Zwiebel und den Knoblauch hinzu und kochen Sie sie 5 Minuten lang oder bis sie weich sind. Semmelbrösel, Petersilie, Salz und Pfeffer hinzufügen und eine weitere Minute kochen lassen. Die Pilze mit der Semmelbröselmischung füllen. Die gefüllten Champignons auf einem mit Backpapier ausgelegten Backblech anrichten. 20–25 Minuten backen oder bis die Pilze zart und goldbraun sind. Tipps: Sie können der Füllung weitere Zutaten hinzufügen, beispielsweise geriebenen Käse, Kochschinkenwürfel oder gehacktes Gemüse. Wenn Sie mehr Geschmack mögen, können Sie die Pilze vor dem Kochen mit etwas Olivenöl bestreichen. Gefüllte Pilze sind eine tolle Beilage.

SCHLUSSFOLGERUNG

Vielen Dank, dass Sie uns auf Ihrer Reise durch die „Super-Metabolismus-Diät 2025" begleiten. Ich hoffe, dieses Buch hat Sie inspiriert und zu einem gesünderen und vitaleren Leben geführt. Nachdem Sie nun wertvolles Wissen über die Funktionsweise Ihres Stoffwechsels und Strategien zu seiner Optimierung erworben haben, lade ich Sie ein, das Gelernte in die Praxis umzusetzen. Lassen Sie Ihren Erfolg zur Inspiration für andere werden. Ich bitte Sie, Ihre Erfahrungen mit uns zu teilen, indem Sie eine Bewertung hinterlassen. Vielen Dank an alle Leser für ihre Unterstützung und ihr Engagement beim Streben nach Wohlbefinden. Vielen Dank, dass Sie sich mit mir auf diese Reise durch die Seiten der „Super Metabolism Diet 2025" begeben haben. Während unserer Reise erkundeten wir die Tiefen des Stoffwechsels,

Entdecken Sie seine Geheimnisse und erfahren Sie, wie wir sein Potenzial nutzen können, um unsere allgemeine Gesundheit und unser Wohlbefinden zu verbessern. Da wir nun am Ende dieses Buches angelangt sind, möchte ich Ihnen, lieber Leser, meinen Dank aussprechen. Vielen Dank, dass Sie diesen Seiten Ihre Zeit und Aufmerksamkeit widmen und ein aufrichtiges Interesse daran zeigen, Ihre Gesundheit zu verstehen und zu verbessern. Ich hoffe, dass die hier geteilten Informationen und Strategien Sie zu einer positiven Veränderung in Ihrem Leben inspiriert und motiviert haben. Egal, ob Sie diese Reise begonnen haben, um Gewicht zu verlieren, mehr Energie zu gewinnen oder Ihre allgemeine Gesundheit zu verbessern, ich hoffe, Sie haben gefunden, wonach Sie suchen, und sind bereit, das Gelernte in die Praxis umzusetzen. Ich bitte Sie, sich einen Moment Zeit zu nehmen, um Ihre Erfahrungen mit der Lektüre dieses Buches zu teilen, indem Sie eine ehrliche Rezension hinterlassen. Ihre Worte können anderen

Lesern helfen, es zu entdecken und Ich werde von diesem Buch profitieren und dafür werde ich auf ewig dankbar sein. Abschließend möchte ich allen Lesern danken, die die Entstehung dieses Buches ermöglicht haben. Ihre Unterstützung und Ihr Engagement für Gesundheit und Wohlbefinden sind eine ständige Quelle der Inspiration. Mögen Sie Ihre Reise in ein gesünderes und glücklicheres Leben mit Zuversicht und Entschlossenheit fortsetzen. Mögen Sie bei jedem Schritt Freude, Zufriedenheit und Erfolg finden. Nochmals vielen Dank, dass Sie mich auf dieser Reise begleitet haben. Möge Ihr Weg vom Licht anhaltender Gesundheit und Glück erleuchtet sein. Mit unendlicher Dankbarkeit,

[KLARLOCK]